令人驚奇非常有效的穴道刺激療法！
完全圖解．馬上可以舒緩各種症狀！

馬上見效
穴道圖解療法

張明玉　主編

前言

在壓力環繞的現代社會上，雖然還不至於到要接受醫生診療的地步，但在身體上總有些欠佳情形的人是越來越多了，眼睛疲勞、頭痛、肩膀痠痛、腰痛等都可說其中的代表症狀吧，而本書主要就在於匯集對這些症狀能有所助益的穴道療法。

雖說今日的醫學科技日新月異、醫療設施也十分完備，但是去看趟醫生，還是需要擁有時間，對上班族來說，看醫生並非「得來速」，每次往往需要耗上半天的時間，所以小病只能拖延或吞幾顆成藥罷了。因此，本書強調的穴道刺激療法，可滿足您「小毛病不必找醫生」，也可以進行自我治療達到效果！本書著眼於介紹家庭或工作場所等地方上一些令人容易理解的、可以利用自己雙手進行的穴道療法，並試著以讓大家一看就可以了解的圖解，來說明具有治療效果的穴道位置和找尋方法，以及其指壓方式（姿勢、手的形式、指壓的方式等等）。

各章的原則是隨著穴道療法進行的一貫順序以構成葉面編排，以方便觀看的版面或以一頁的單位為結構（不同症狀類別的穴道療法其順序列會於各章開始的圖表上），此外，除了穴道按摩之外，若也可以配合上簡單的運動會有比較好的效果時，也會為這項運動的作法付上圖解。

關於本書的特徵，與其說是可以理解穴道的知識，不如說這是一本具有「觀看實行」的實踐性質的書，因此請妥善運用本書以迅速治療身體上的種種不適，恢復到身心舒適爽快的狀態之下。

目錄

第4章　治療肩膀酸痛

第5章　治療腰痛　147

第一章

穴道的位置和正確的壓按方法

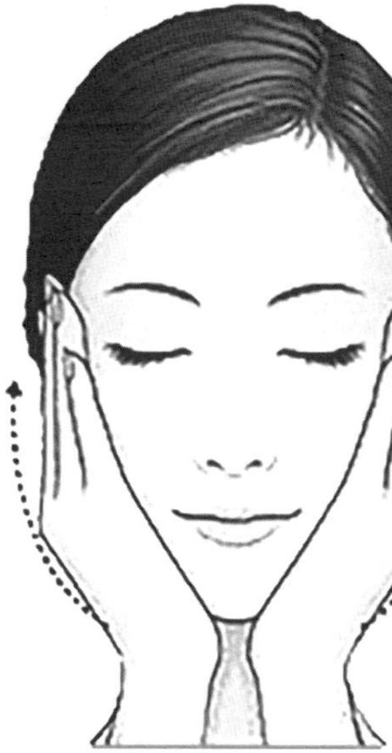

爲什麼刺激穴道可以治療疼痛

●內臟器官和穴道的相互關係

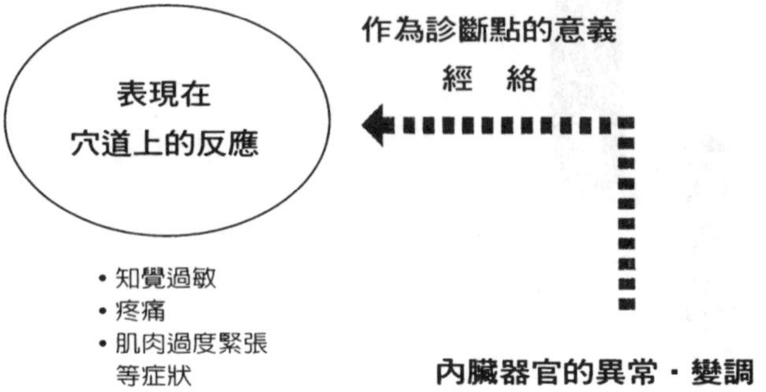

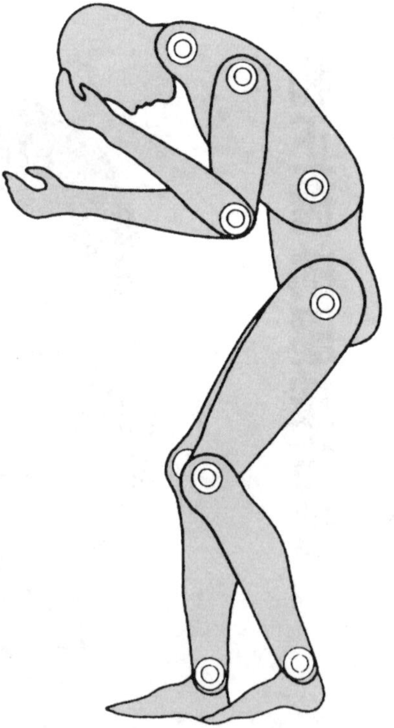

想要讓內臟器官正常活動，就必須要有能供給其能量的循環體系，而在東洋醫學上就將此循環體系稱做「經絡」，一般稱做穴道的「經穴」就分布在這些經絡之上，當內臟器官有異常或是變調的時候，就會出現一觸

東洋醫學用語集 ⊙氣血　在東洋醫學上，「氣」和「血」是生命現象的基礎，疾病被認做是「氣」和「血」的不協調、太過或是不足所引起的。

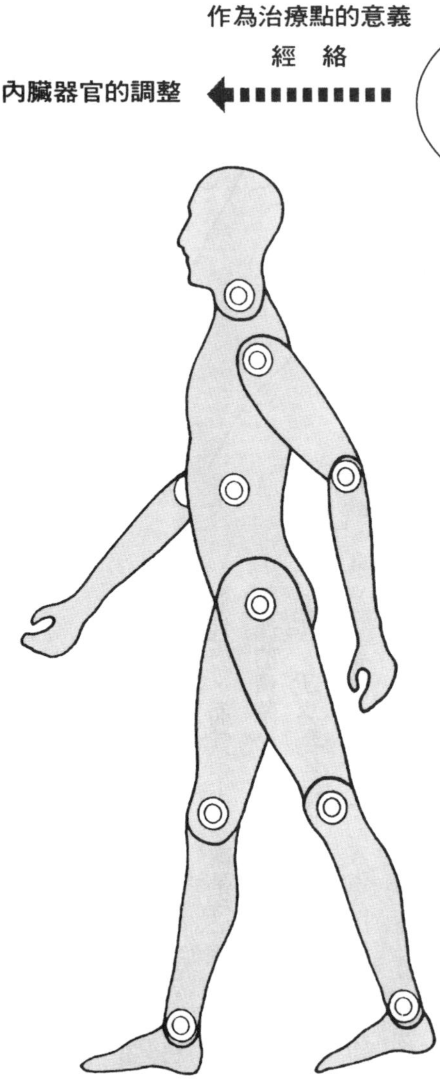

碰就感到疼痛等一定強度的反應。此外，穴道也有容易受到來自體外影響的地方，只要刺激這些地方就可以透過經絡傳達到內臟器官，藉此改善異常和變調，也就是說，穴道是反映內臟器官異常或變調的場所，但同時也可以說是這些症狀的治療點。

東洋醫學用語集 ⊙氣　指生命力能量來源之意，掌管同樣是生命現象基礎的「血」的運行。

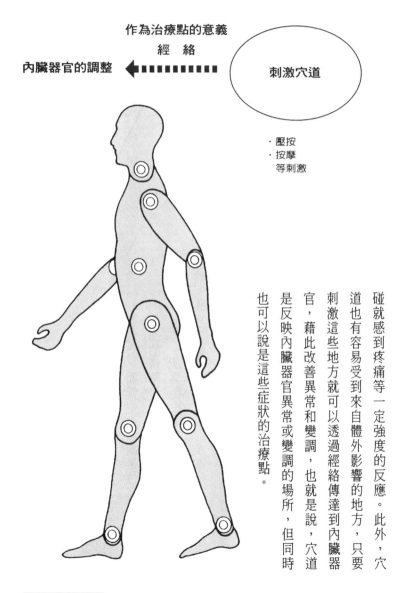

要如何找尋穴道的位置

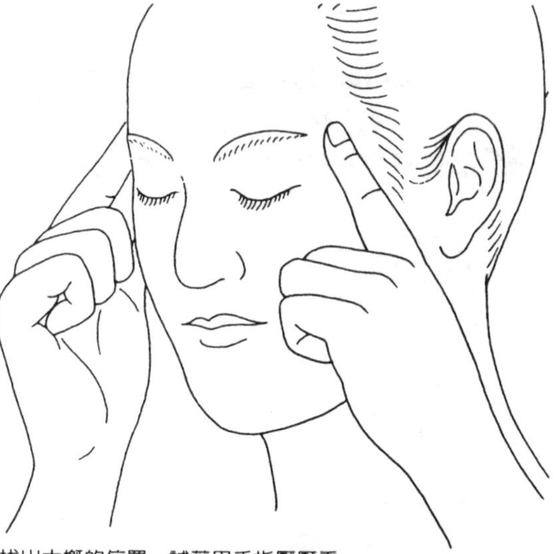

依照圖示找出大概的位置，試著用手指壓壓看，如果感受到有異於其他部位的疼痛或刺激的話，那麼穴道就位在此處了。

在東洋醫學領域的診斷和治療上，穴道佔有很重要的地位，全身上下的穴道數在一四經脈上有三六一種類，遍及六七〇個地方，而其中大多數是位在肌肉和肌肉之間的溝隙、骨骼相接之處、骨骼中的凹窪處，以及容易觸及到神經的地方等等。

要找尋出正確的穴道位置，首先請先藉由本書的插圖找出大概的位置，然後試著用手指輕輕壓按其四周，如果感受到有異於其他部位的疼痛或刺激的話，那就再試著壓一壓這個地方的周圍，若是出現宛如疾馳而過般的疼痛感，或感受到特別強烈的刺激時，那這個地方就是我們所要找尋的穴道位置了。

東洋醫學用語集 ⊙血　可以看成是包含血液、淋巴液，以及其他組織液等體液的總稱，「氣」和「血」是一體的，用以維持生命體。

位於頭和臉的穴道

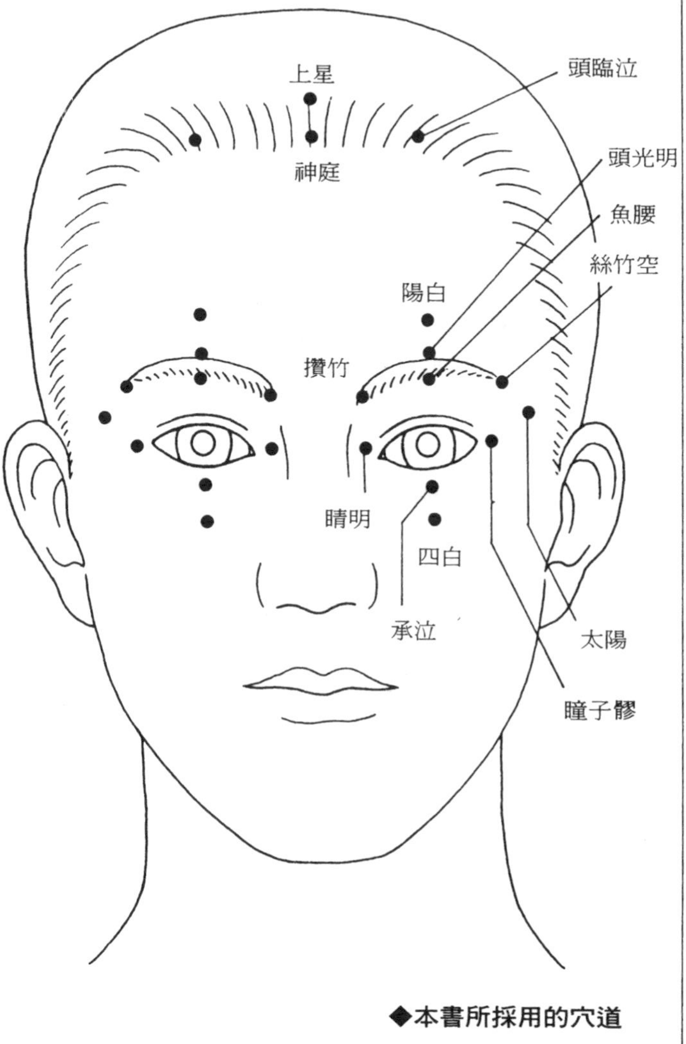

◆本書所採用的穴道

東洋醫學用語集 ⊙經絡　東洋醫學所謂的循環體系，隨著正常的內臟機能運作，讓氣血循環至全身上下的途徑。

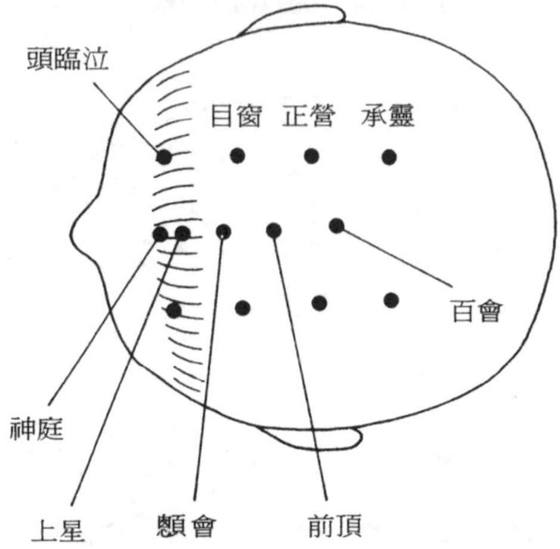

位於頭頂部的穴道

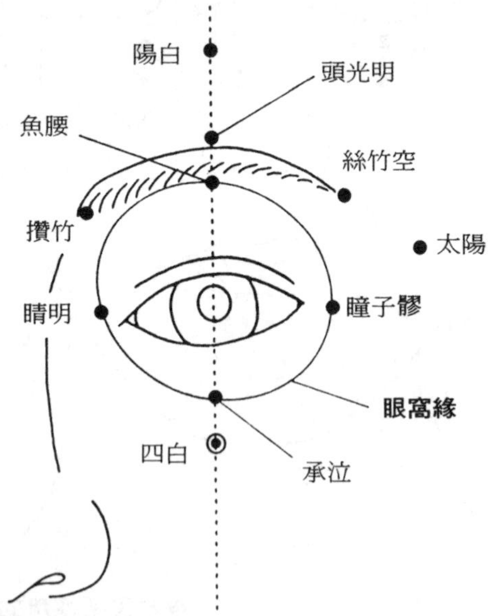

位於眼睛周圍的穴道

◆本書所採用的穴道

東洋醫學用語集 ⊙**六臟六腑** 在東洋醫學上，臟腑（體內各個器官）被認為是由六個「臟」和六個「腑」所構成的。

位於頭部側面的穴道

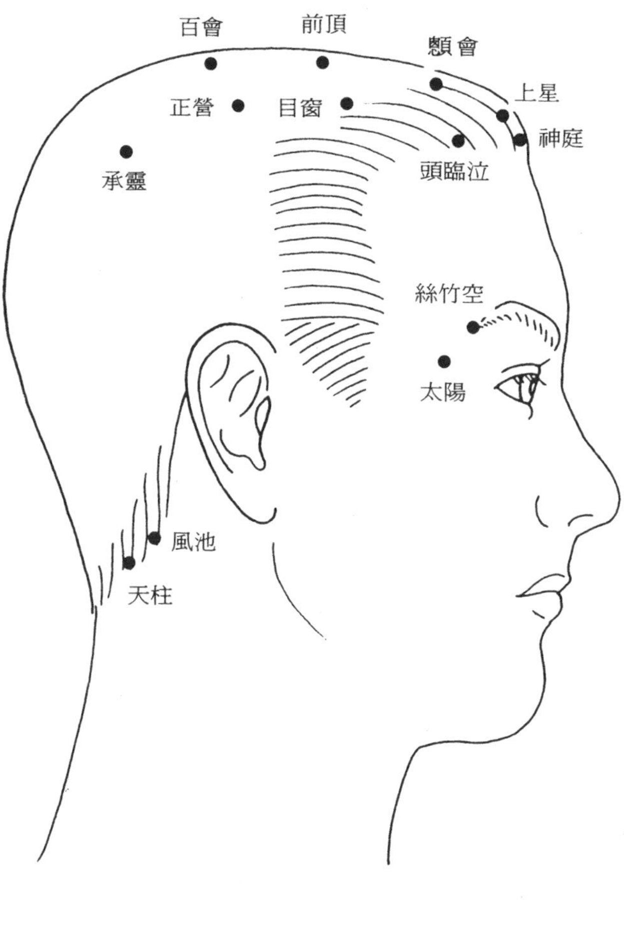

◆本書所採用的穴道

東洋醫學用語集 ⊙**六臟** 肝、心、脾、肺、腎等五個臟器再加上包圍著心臟的心包而成為「六臟」。

位於後頭部的穴道

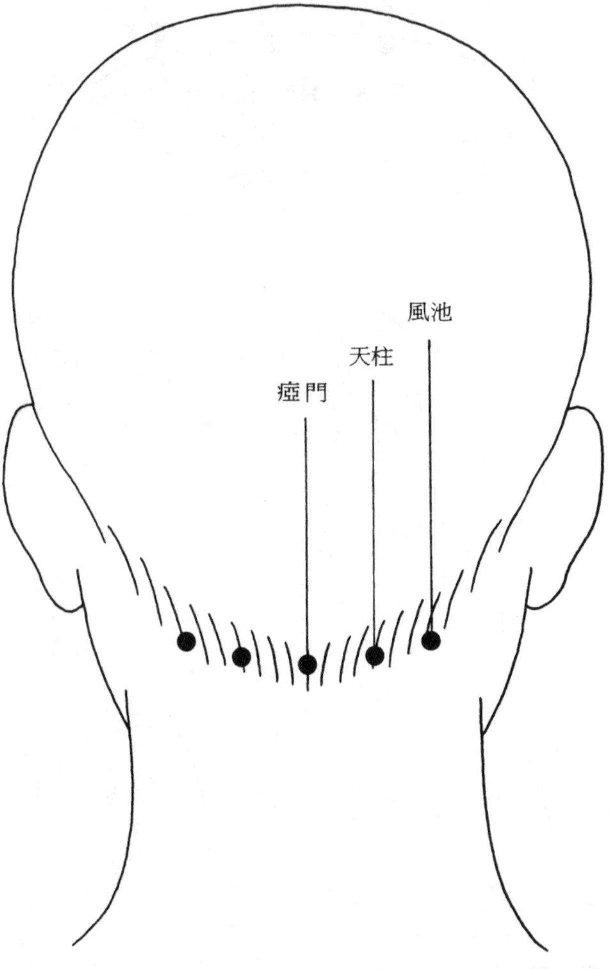

◆本書所採用的穴道

東洋醫學用語集 ⊙六腑　膽、小腸、胃、大腸、膀胱等五個腑器，加上意謂著三項熱量來源的三焦而成為「六腑」。

位於肩膀和背部的穴道

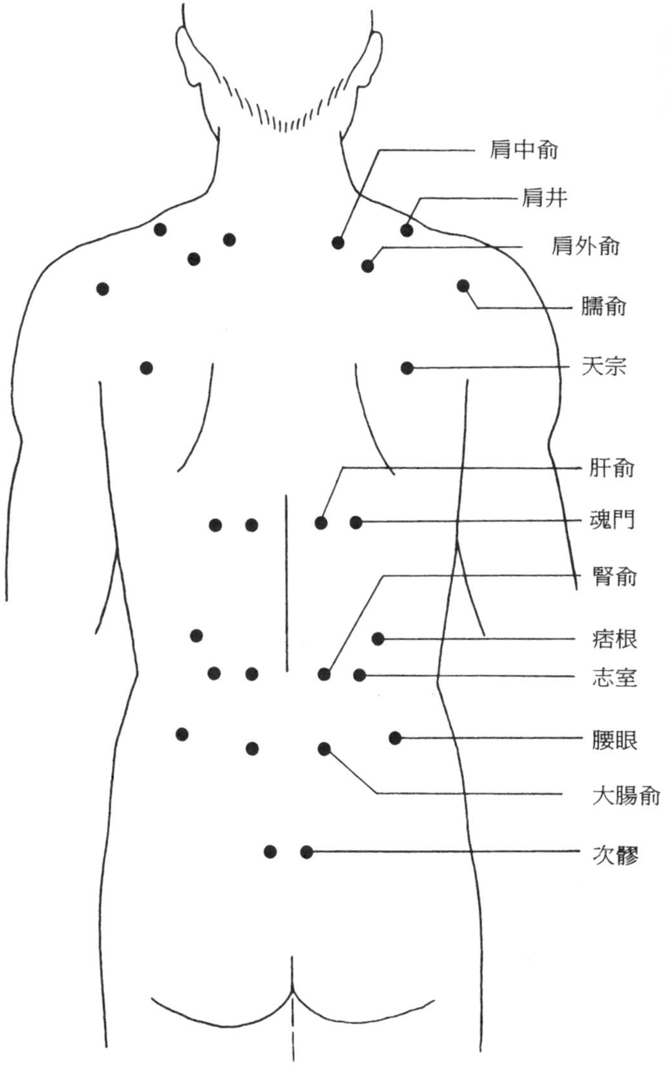

◆本書所採用的穴道

東洋醫學用語集 ⊙腑臟名　東洋醫學的腑臟名乃源於古典的名稱，未必能和西洋醫學一致，應予解釋成漢方獨自特有的腑臟名。

位於手腕和手部的穴道

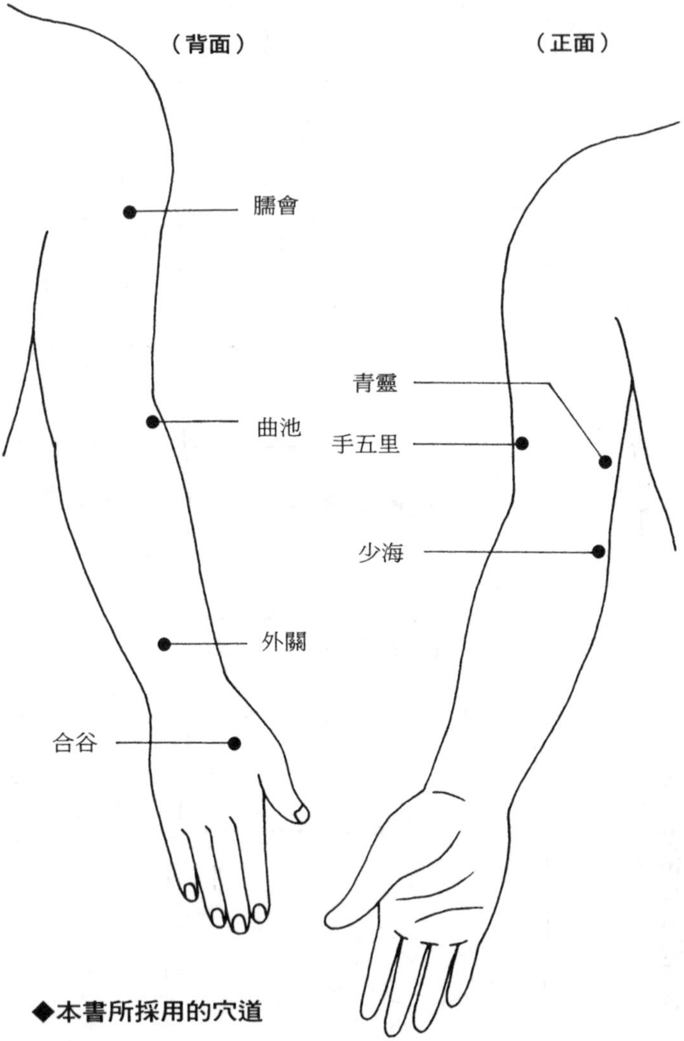

◆本書所採用的穴道

東洋醫學用語集 ⊙經絡體系　經絡是以稱做十二經脈的12條正經，和稱做奇經八脈的8條經脈作為基幹的。

位於足部的穴道

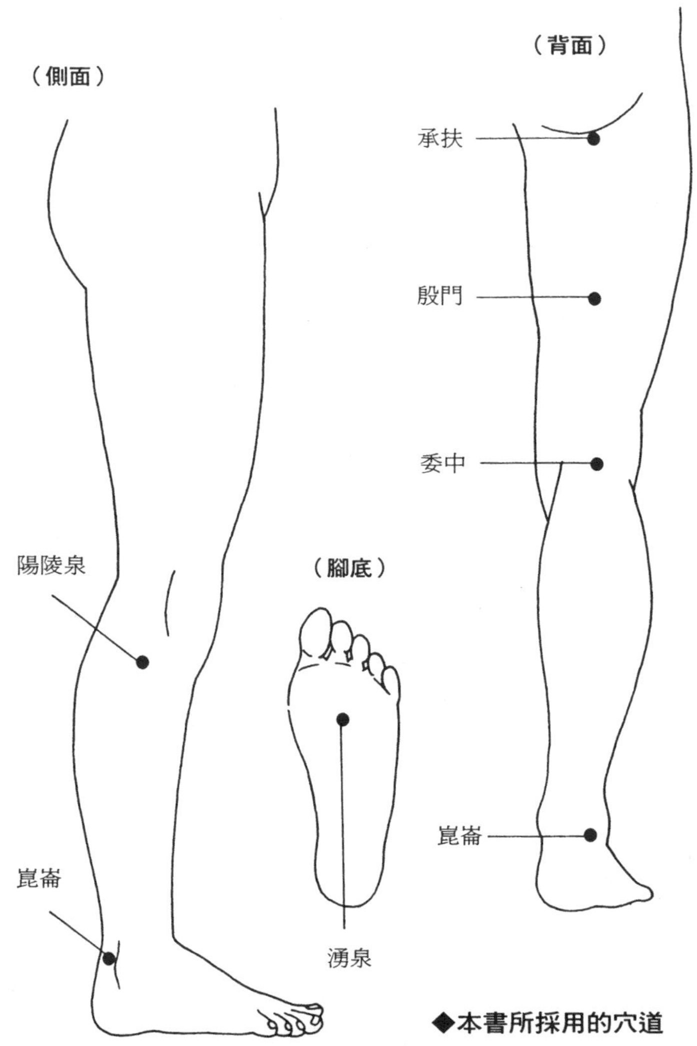

◆本書所採用的穴道

東洋醫學用語集 ⊙十二經　附隨在六臟六腑上的經絡（肺經、大腸經、胃經、脾經、心經、小腸經、膀胱經、腎經、心包經、三焦經、膽經、肝經）。

精通正確的穴道指壓方法和按摩方法

即使找到了正確的穴道位置，若指壓方式不對、按摩方式不適當的話，那也就不能期望能有極佳的效果了，因此，接下來所提出的是正確的穴道指壓方法和按摩方法的要領，請一邊參照下頁起的插圖，一邊牢記這些正確的穴道刺激技術。

①雙手要清潔

進行指壓之前務必要先洗手且保持清潔，此外，太長的指甲會有傷害到皮膚的疑慮，因此請事先將指甲剪短吧。

②力量的施加方式

要做指壓的時候不可以只有指尖用力，在為他人進行指壓的時候，從肩關節到肘關節、拇指指尖之間的連結線要幾乎呈一直線，利用體重以施加力量。雖然在自己身體上進行指壓的時候會因為大多必須彎曲手肘而無法利用到體重，但還是得保持從手肘到指尖的力量方向的一直線，以利用到手腕整體的力量。

③施加力量的方向

指壓力量的方向對皮膚面而言要經常保持垂直，若是施加斜向的力量則有時會傷害到皮膚，雖然隨著穴道的位置有時也會有非得從斜面方向施加力量才行的情形，但這個時候仍請注意維持施加力量的指尖或指腹和皮膚面之間的垂直度。

④力量的加減

緩緩地加重力量，當達到能感受到爽快刺激的強度時就維持這個力道一個呼吸或兩個呼吸的時間，然後再慢慢地放鬆力量，並不是說只要單純加重力量就會有好效果的。

東洋醫學用語集 ⊙奇經　健康的時候，氣血通常是經由十二經脈來流通而幾乎不流過奇經的，奇經八脈是在出現疾病的時候才會具有治療效果。

利用拇指的指壓方式①

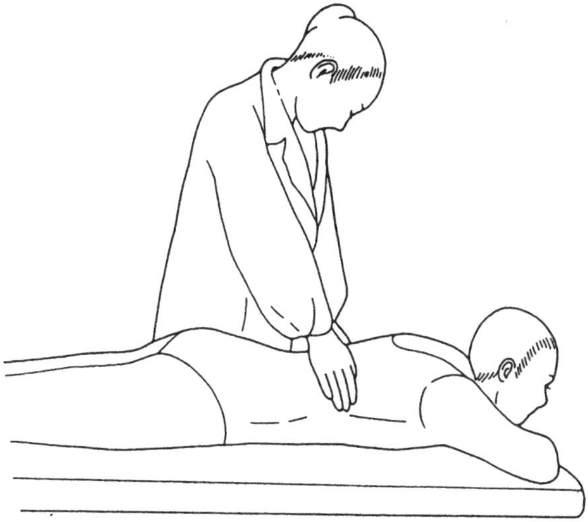

從肩膀到拇指指尖的連結線要幾乎呈一直線，利用體重以施加力量

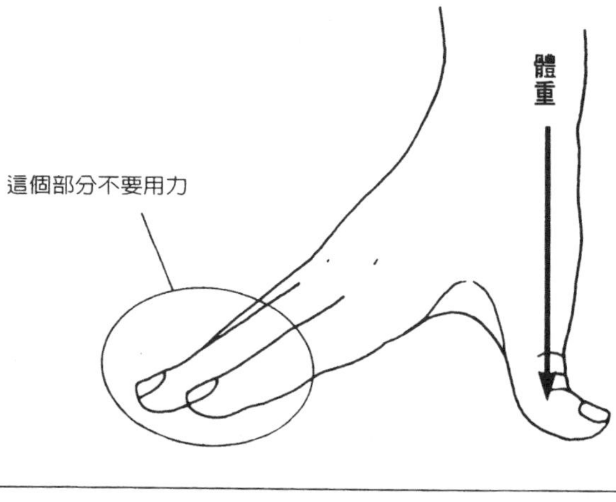

東洋醫學用語集 ⊙**十四經**　十二經加上奇經八脈中的督脈、任脈這二脈而成的經脈，各條具有其獨自的所屬穴道。

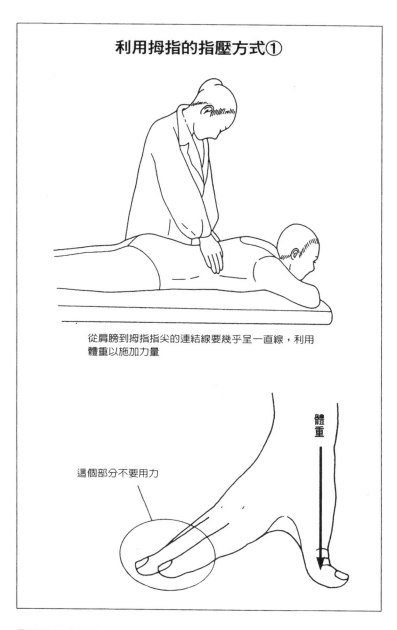

利用拇指的指壓方式②

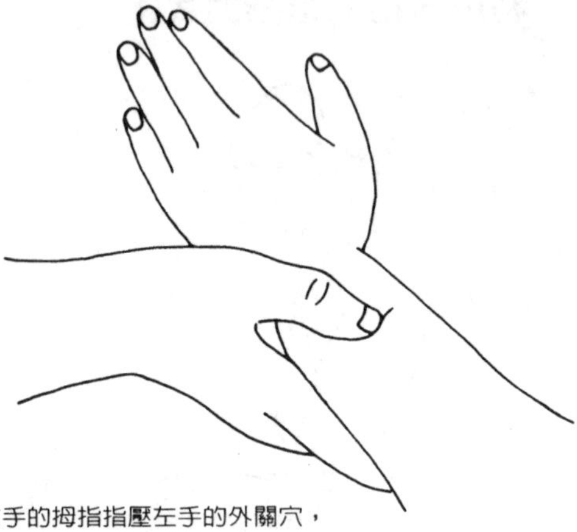

用右手的拇指指壓左手的外關穴，以拇指之外的手指支撐左手腕使其穩定。

以左手拇指指壓左腳踝的崑崙穴，這個時候因為是從斜側的方向施加力量，因此請注意別讓指甲給傷到了。

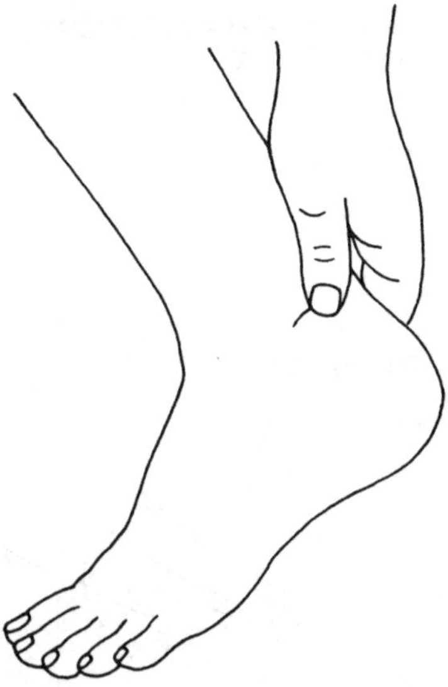

東洋醫學用語集 ⊙**十二經的循環**　胸腹部→手指→臉部→腳趾→胸腹部，各自以4條經脈進行身體表部的小循環，繞行整個身體3週。

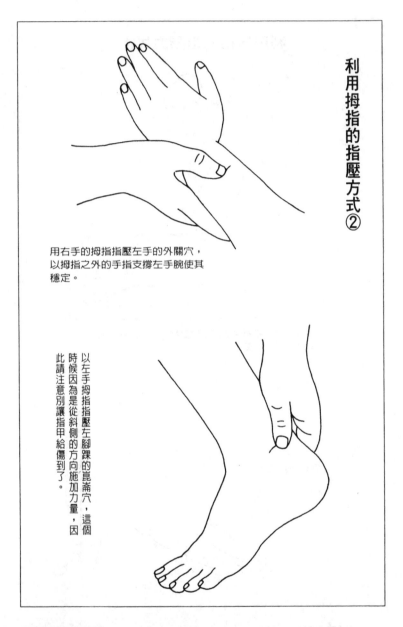

利用食指或中指的指壓方式

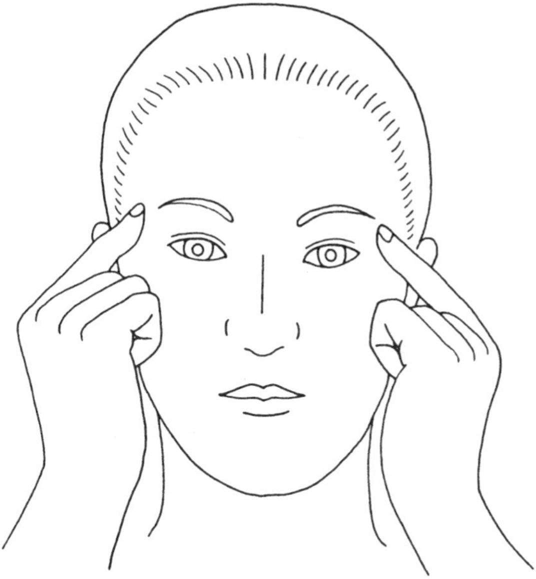

左右各以食指來指壓太陽穴，避免直接用指尖按壓，伸平手指，利用手部整體的力量。

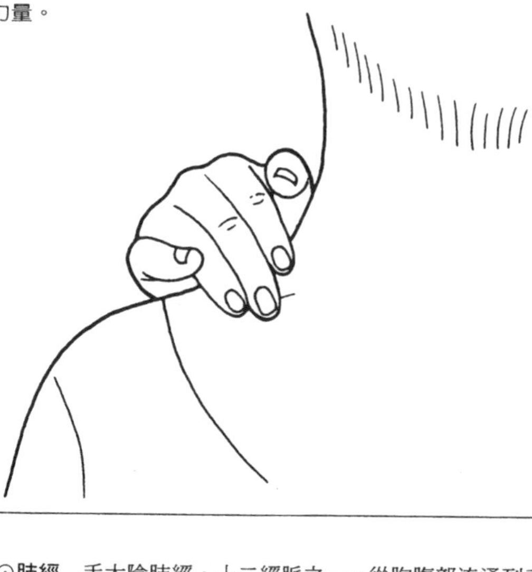

右手從前方繞到左肩，以中指指壓肩井穴，用指尖柔軟的部分壓按穴道，緩緩地加重力道。

東洋醫學用語集 ⊙**肺經**　手太陰肺經，十二經脈之一，從胸腹部流通到手指指尖的經脈。【第1小循環】

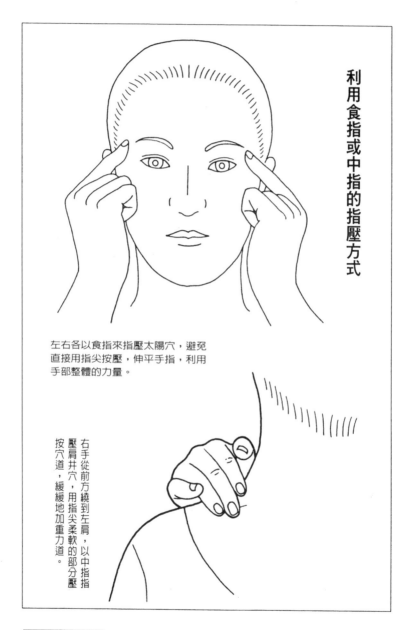

利用3根手指的指壓方式

左右各用食指、中指、無名指等3根手指來按壓眼瞼部位，在觸碰眼瞼的指腹上均衡地施加力道。

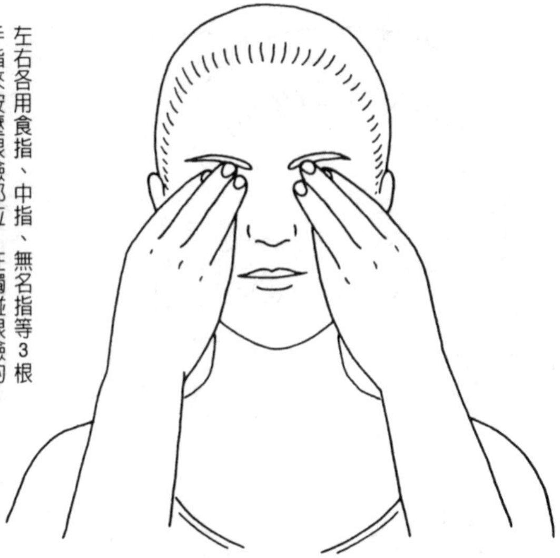

將三根手指併攏，藉由各個指腹來進行指壓，這個方法多利用在皮下柔軟的部位上。

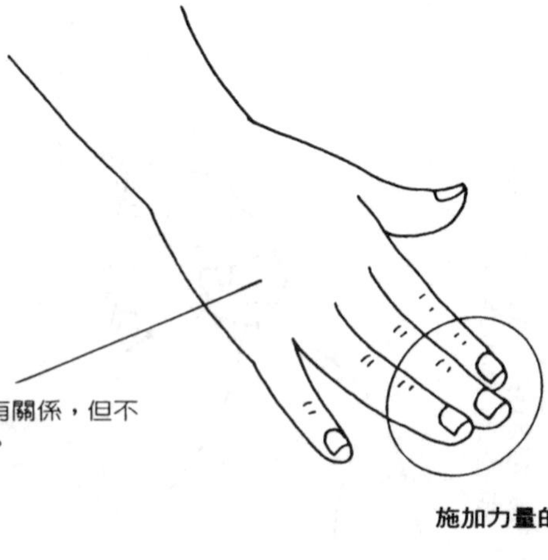
接觸到皮膚也沒有關係，但不要在此施加力量。
施加力量的部分

東洋醫學用語集 ⊙**大腸經**　手陽明大腸經，十二經脈之一，從手指指尖通到臉部的經脈。【第1小循環】

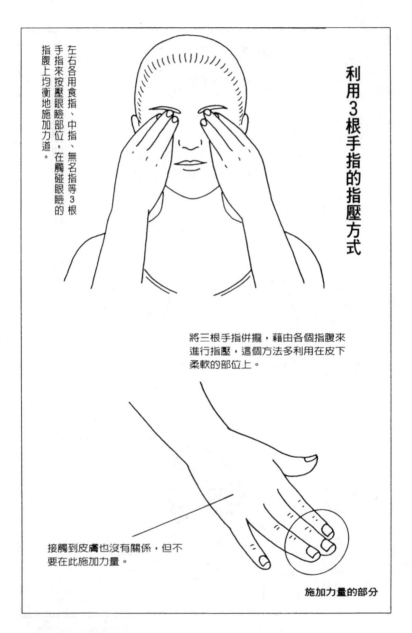

手指重疊的指壓方式

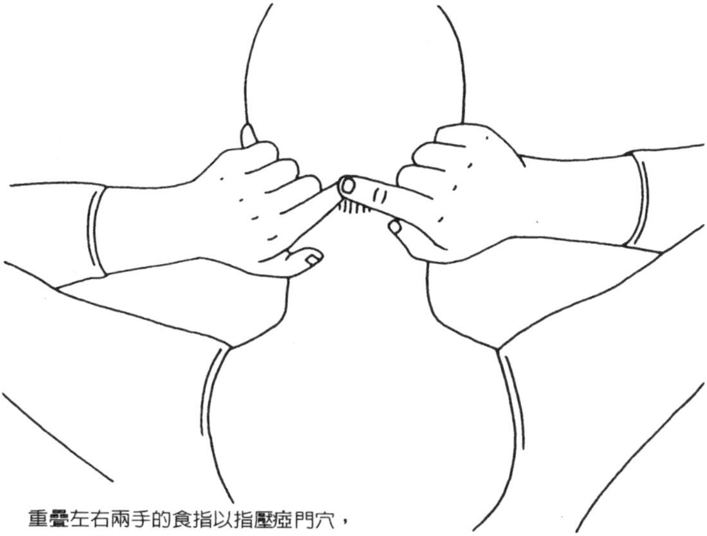

重疊左右兩手的食指以指壓瘂門穴，
手指交疊有助於穩定地施加力道。

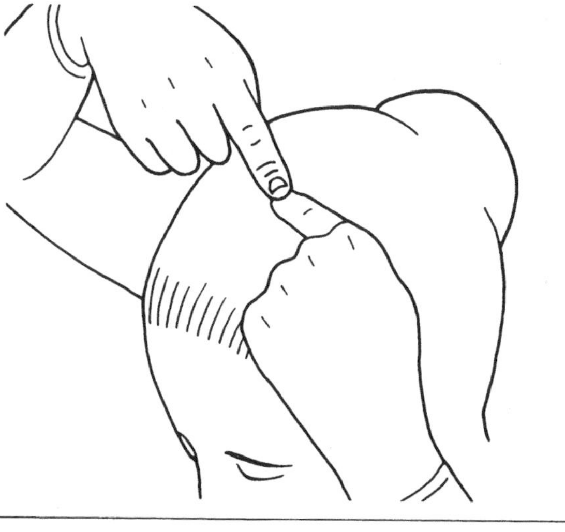

重疊左右兩手的食指以指壓百會穴，要在頭頂部的正中線上垂直地施加力量是不容易的，因此要這樣重疊手指以進行指壓。

東洋醫學用語集 ⊙**胃經**　足陽明胃經，十二經脈之一，從臉部流通到腳趾趾尖的經脈。【第1小循環】

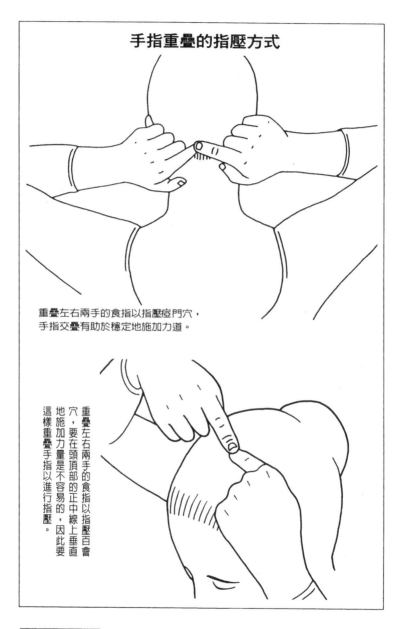

穴道的正確按摩方式

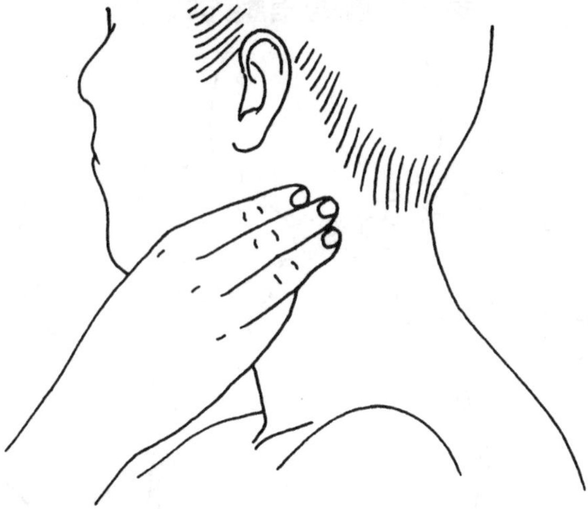

以右手的食指、中指、無名指這 3 根手指來按摩脖子左側的肌肉，避免摩擦皮膚，要確實地按壓。

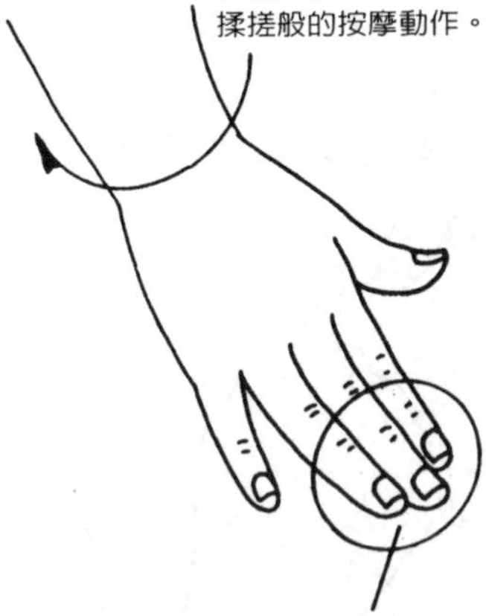

為了避免在按摩的時候，因摩擦皮膚而導致受傷或紅腫的現象，首先要以指尖柔軟的部位確實地壓一壓所要按摩的地方，因為只用指尖按摩的話，會造成皮膚之間的摩擦，因此請務必要轉動手腕，以整隻手來進行宛若揉搓般的按摩動作。而皮下柔軟的部分則利用食指、中指、無名指這3根手指。

東洋醫學用語集 ⊙**脾經**　足太陰脾經，十二經脈之一，從腳趾趾尖流通到胸腹部的經脈。【第1小循環】

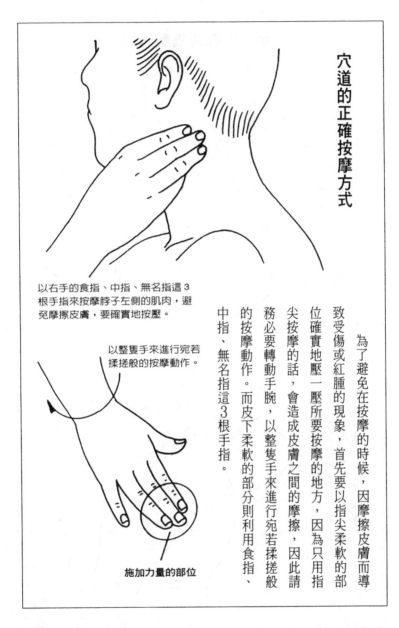

第二章

治療眼睛疲勞

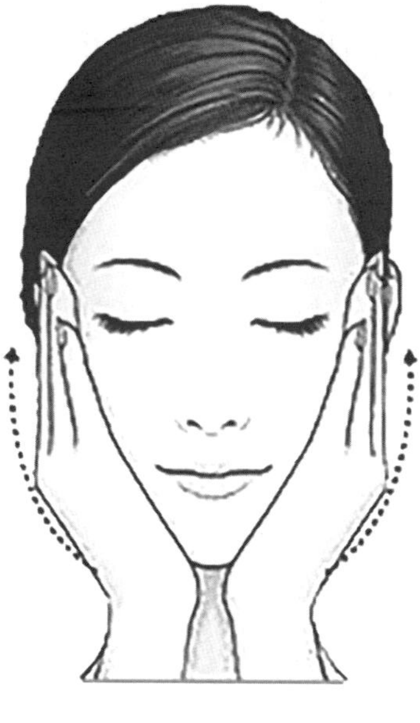

對眼睛疲勞有效果的穴道一覽

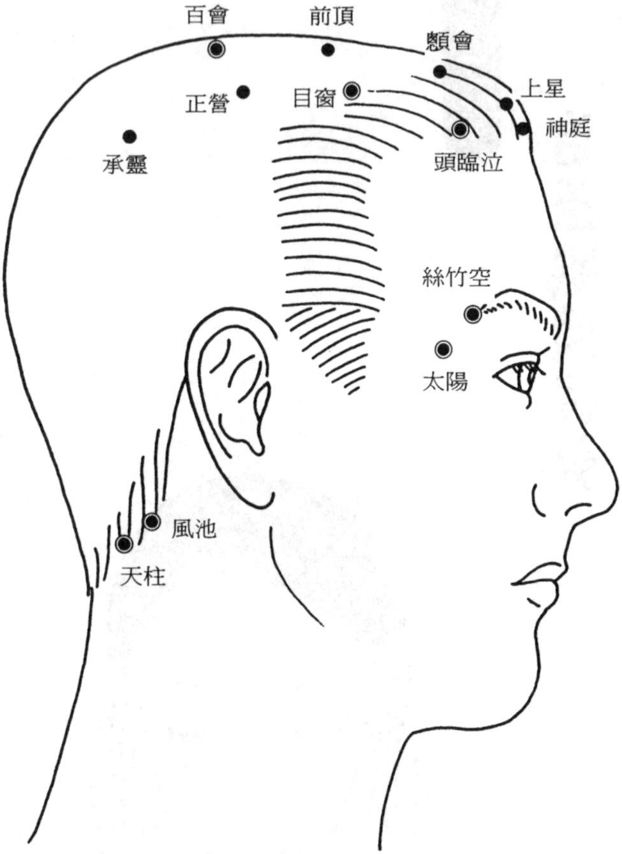

⊙是特別有效果的穴道

⊙百會 ●前頂 ●顖會 ●上星 ●神庭 ⊙頭臨泣 ⊙目窗 ●正營 ●承靈

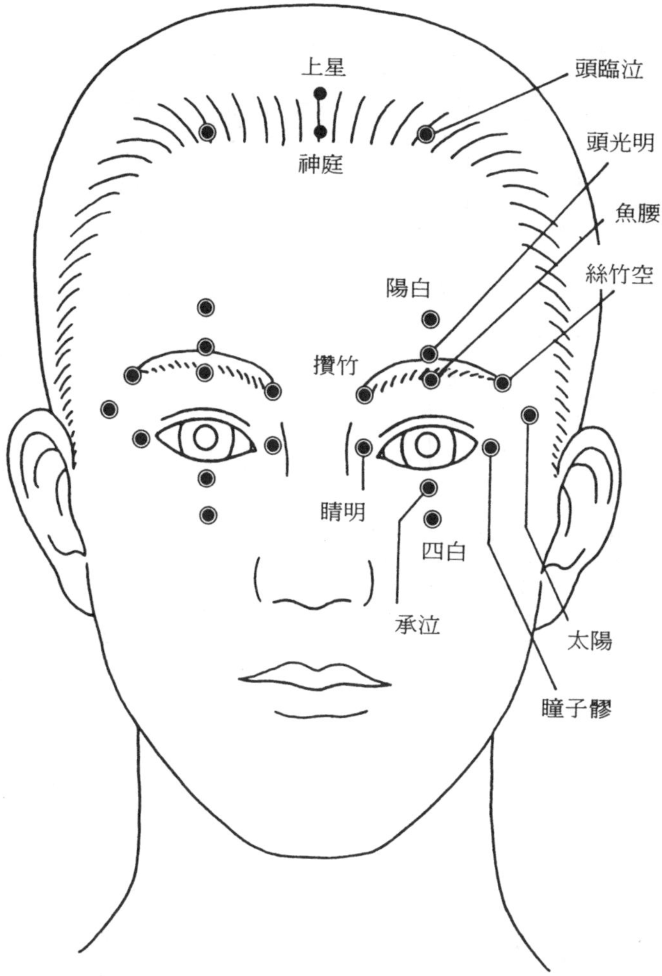

⊙風池 ⊙天柱 ⊙四白 ⊙承泣 ⊙魚腰 ⊙瞳子髎 ⊙睛明 ⊙頭光明 ⊙陽白 ⊙絲竹空 ⊙攢竹 ⊙太陽

這就是「眼睛疲勞」的預防和治療重點

眼睛疲勞時的處理方法

以泡水冷卻的毛巾冷敷 ⬅	⇓P36
輕輕壓按眼瞼 ⬅	⇓P37
壓按眼窩上緣的5個地方 ⬅	⇓P38
壓按眼窩下緣的5個地方 ⬅	⇓P40
壓按攢竹穴 ⬅	⇓P42
壓按頭光明穴 ⬅	⇓P44
壓按陽白穴 ⬅	⇓P46

隨著辦公室的ＯＡ化，現在大部分的事務性工作多傾向以電腦來做處理，因此之故，凝視電腦或文書處理機螢幕的時間就隨之越來越多，在上班族和職業婦女之間抱怨眼睛疲勞的人也因而不斷增加。

所謂的眼睛疲勞是指連續使用眼睛而產生的各種病狀——眼頭酸痛、眼睛睜不開、視力減退、眉間部位感受到不舒服的壓迫感——等等，因而導致用眼困難的狀態。

為了預防眼睛疲勞，留心注意以下的事項是相當重要的。

①避免以同樣的姿勢長時間用眼過度

長時間持續進行極近距離的作業會使眼睛的調節機能無法有效地運轉，這是導致造成全身疲勞的原因，不時小憩一番、動動身子，或者是眺望一下窗外風景，讓眼睛獲得休息也是必要的。

東洋醫學用語集 ⊙心經　手少陰心經，十二經脈之一，從胸腹部流通到手指指尖的經脈。【第２小循環】

壓按絲竹空穴	⇓P48
⬅	
壓按太陽穴	⇓P50
⬅	
壓按四白穴	⇓P52
⬅	
從百會穴壓按前頭部	⇓P54
⬅	
壓按百會穴的外側	⇓P56
⬅	
輕輕按摩眼尾到耳朵前面之間	⇓P58
⬅	
壓按天柱穴	⇓P60
⬅	
壓按風池穴	⇓P62
⬅	
慢慢地大大地轉動脖子	⇓P64

②注意明亮度的調節

在昏暗的地方閱讀看不清楚的文字是相當疲勞的事，在辦公室裏雖然不會有房間昏暗的問題，但希望注意的是電腦或文書處理機的螢幕，只要將螢幕文字的濃淡適當地調整明亮就可以大大地減輕疲勞程度，此外，當螢幕因房間的照明產生反射而看不清楚的時候，就可以做些螢幕位置或角度等的改變，別再讓眼睛增加多餘的負擔吧！

③睡眠不足是禁忌，要有充分的睡眠

睡眠不足是造成疲勞累積的元兇，前一天的疲勞沒有消除，隔天又過度使用眼睛，如此若產生眼睛酸痛或充血的情形，也就是理所當然的事了。想要避免疲勞的累積增加，擁有充足的睡眠是最重要的。

東洋醫學用語集 ⊙**小腸經**　手太陽小腸經，十二經脈之一，從手指指尖流通到臉部的經脈。【第2小循環】

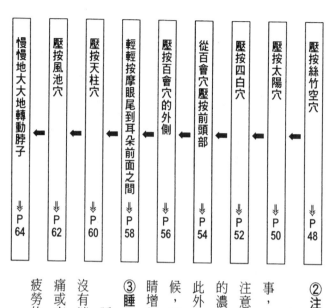

眼睛酸痛・疲勞

以泡水冷卻的毛巾冷敷

眼睛疲勞時的處理方式是以坐在椅子上或抬頭仰望的方式進行。

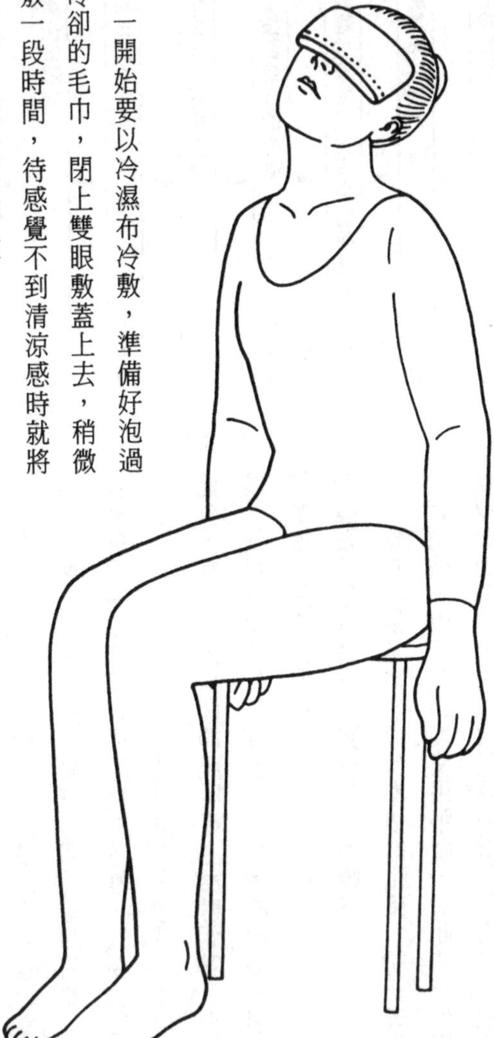

一開始要以冷濕布冷敷，準備好泡過水冷卻的毛巾，閉上雙眼敷蓋上去，稍微冷敷一段時間，待感覺不到清涼感時就將毛巾翻面，再做一次冷敷。

東洋醫學用語集 ⊙膀胱經　足太陽膀胱經，十二經脈之一，從臉部通到腳趾趾尖的經脈。【第２小循環】

眼睛酸痛・疲勞

輕輕壓按眼瞼

1

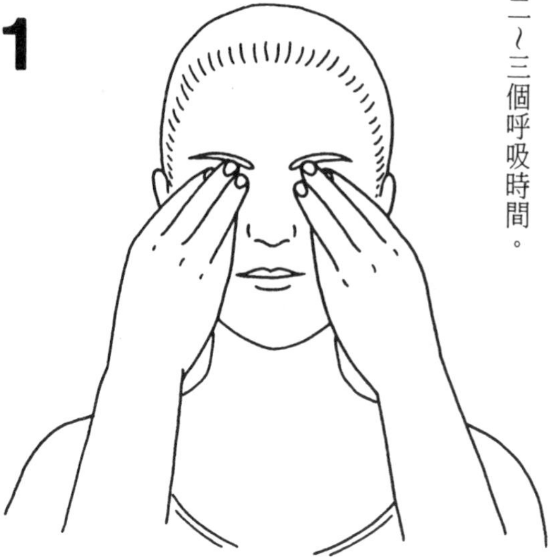

閉上眼睛，以食指、中指、無名指這3根手指輕輕壓按眼瞼，持續約二~三個呼吸時間。

2

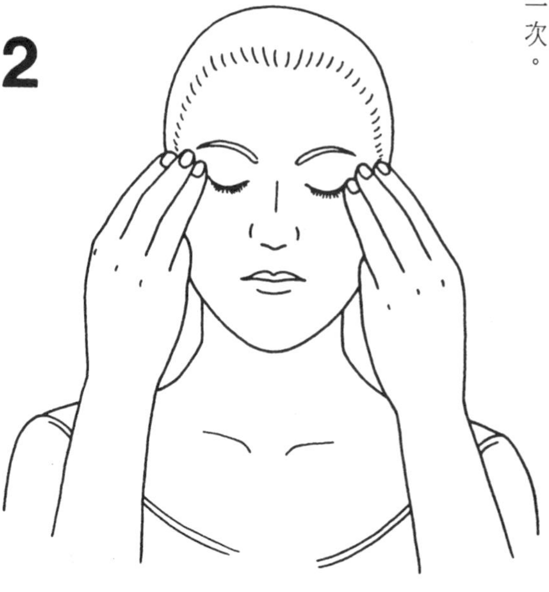

休息一個呼吸時間，再壓按一次。

東洋醫學用語集 ⊙腎經　足少陰腎經，十二經脈之一，從腳趾趾尖流通到胸腹部的經脈。【第2小循環】

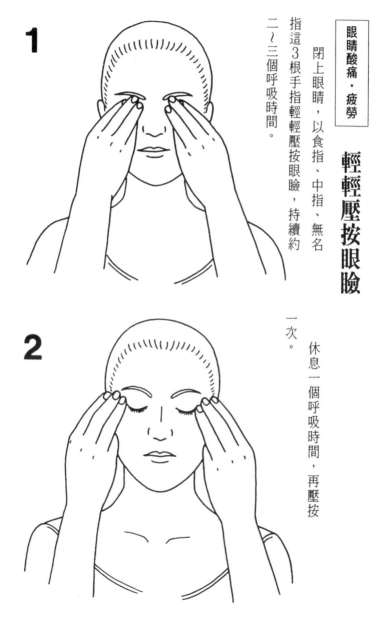

壓按眼窩上緣的5個地方

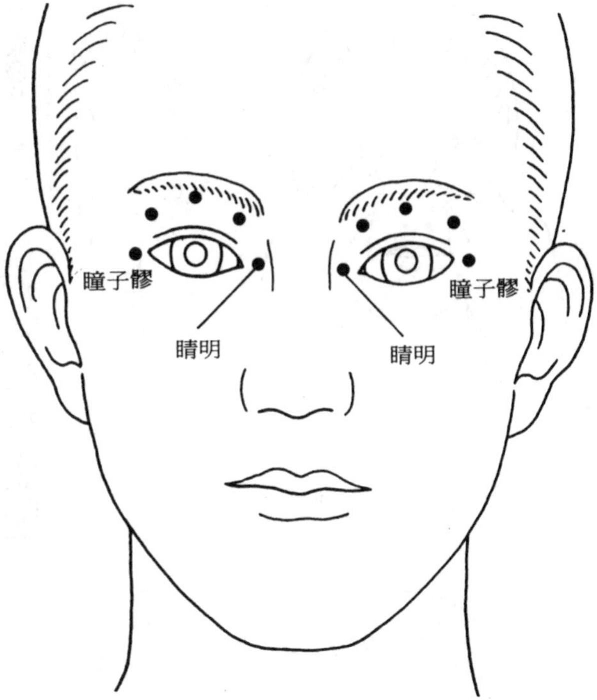

左右各用食指或中指從內眼角的睛明沿著眼窩上緣到外眼角的瞳子髎（P40）等5個部位進行指壓。

壓按的方式就如同左上圖，從睛明開始到瞳子髎為止，然後再返回壓按回睛明。

睛明的「睛」是指瞳孔，「明」是指光明，是意謂著從瞳孔內側去除眼睛遮蔽以讓眼睛看得清楚的穴道，除了對眼睛疾病有著良好的效果之外，對蓄膿症、鼻塞、三叉神經痛、頭痛、高血壓等也有所效益。

東洋醫學用語集 ⊙**心包經**　手厥陰心包經，十二經脈之一，從胸腹部流通到手指指尖的經脈。【第3小循環】

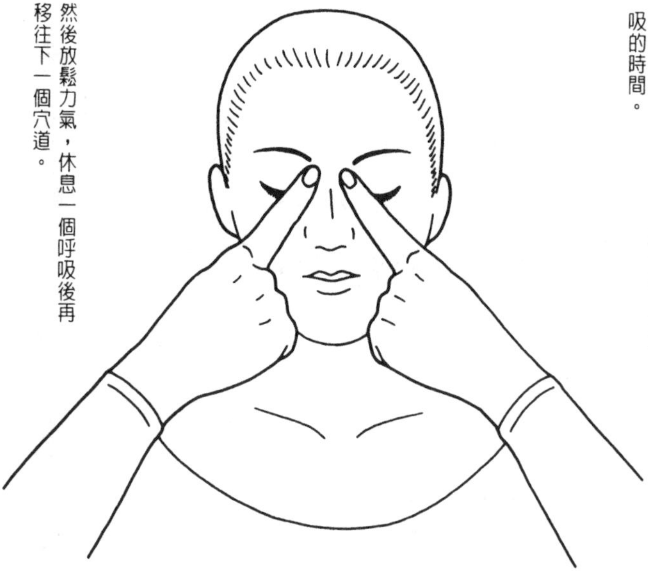
緩緩地施加力量，當到達覺得舒適的強度時，就維持此力道壓按約兩個呼吸的時間。
然後放鬆力氣，休息一個呼吸後再移往下一個穴道。

●魚腰

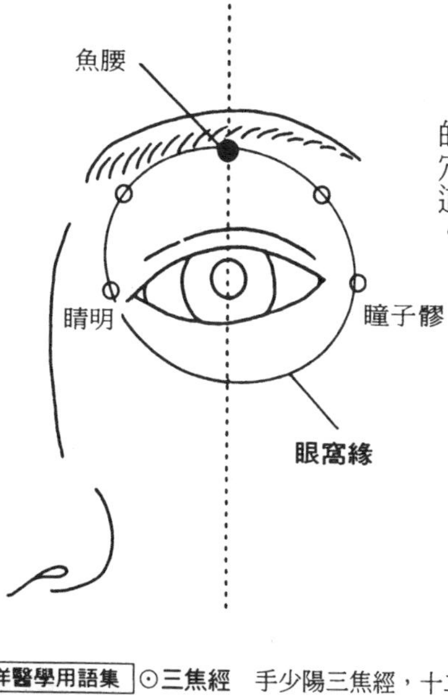
魚腰
睛明
瞳子髎
眼窩緣

位於眼窩上緣、稱之為**魚腰**的這個穴道是表示，在將眉毛視為魚形來看的時候，這是位在其腰部（中央）部位的意思，當眼睛直視前方的時候是位在瞳孔的正上方，對眼睛的疾病而言，是相當有效果的穴道。

東洋醫學用語集 ⊙**三焦經**　手少陽三焦經，十二經脈之一，從手指指尖流通到臉部的經脈。【第3小循環】

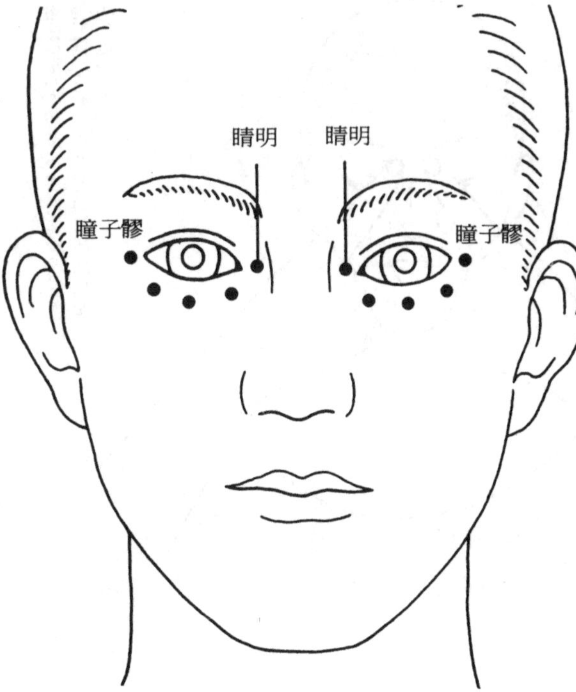

壓按眼窩下緣的5個地方

左右各用食指從內眼角的睛明（P38）沿著眼窩下緣到外眼角的瞳子髎等5個部位進行指壓。

壓按的方式就如同左上圖，壓按到瞳子髎之後就再次返回壓按回睛明。

瞳子髎的「瞳子」是指瞳孔，「髎」是指凹陷部分，也就是說，這是意謂著位於瞳孔正側面（眼尾側）的骨骼凹窪之處的意思，是位在頰骨眼窩緣的骨骼外緣凹陷部之中的穴道，除了對眼睛疾病有著良好的效果之外，對三叉神經痛、顏面神經麻痺、頭痛、偏頭痛等也有著不錯的效果。

東洋醫學用語集 ⊙**膽經**　足少陽膽經，十二經脈之一，從臉部流通到腳趾趾尖的經脈。【第3小循環】

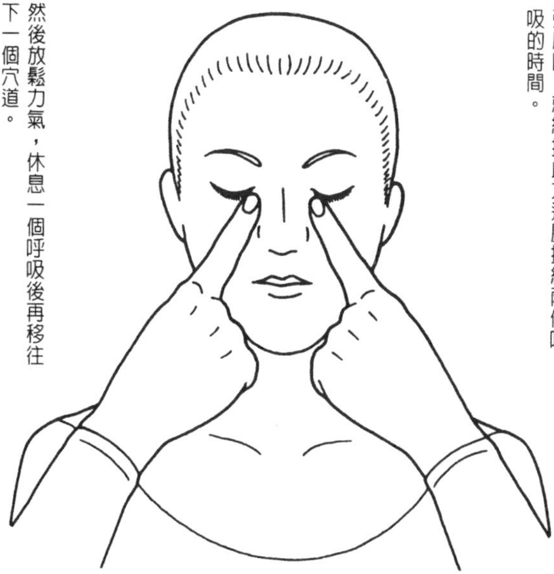

緩緩地施加力量，當到達覺得舒適的強度時，就維持此力道壓按約兩個呼吸的時間。

然後放鬆力氣，休息一個呼吸後再移往下一個穴道。

●承　泣

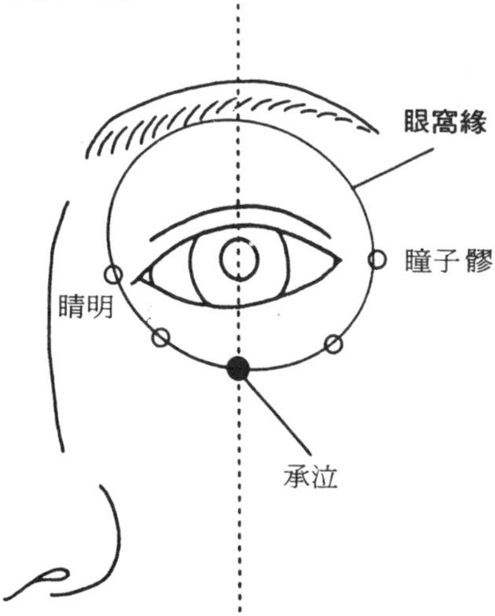

位於眼窩下緣、稱之為**承泣**的這個穴道解作「接承」「泣」（指眼淚）的意思，也就是所謂眼淚積存的地方，表示位於下眼瞼的眼窩下緣的穴道，當眼睛直視前方的時候是位在瞳孔的正下方，對眼睛的疾病而言這也是相當有效果的穴道。

東洋醫學用語集 ⊙**肝經**　足厥陰肝經，十二經脈之一，從腳趾趾尖流通到胸腹部的經脈。【第3小循環】

壓按攢竹穴

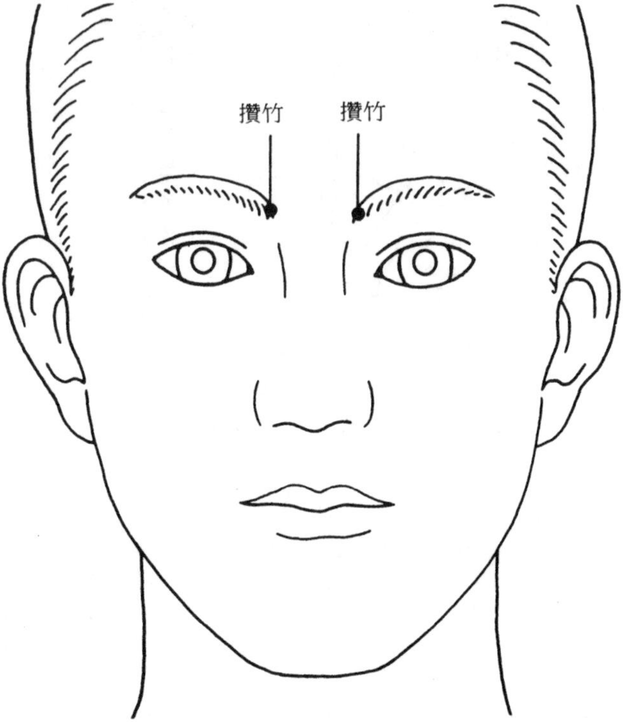

左右各用食指或中指壓按位於眉毛內側端的攢竹穴。

攢竹的「攢」是集中的意思，「竹」是表示像竹葉形狀般的眉毛，因此，攢竹就是竹葉的根部，也就是指眉毛的內側部分。相對於此，將眉毛外側端視做竹葉的先端時，就可以說是「絲竹」（將竹葉變成像絲一般的細小），在此有著稱之為「絲竹空」（P48）的穴道。

攢竹的位置在眉毛內端、睛明（P38）的正上方，即使是健康的人，只要壓按此處都會感受到一股疾馳而過的疼痛感。

東洋醫學用語集 ⊙**督脈**　奇經八脈之一，往上流通於身體背面中央的經脈，掌管身體背面。

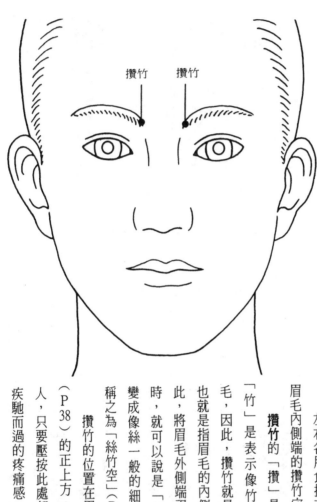

緩緩地施加力量，當到達覺得舒適的強度時，就維持此力道壓按約兩個呼吸的時間。

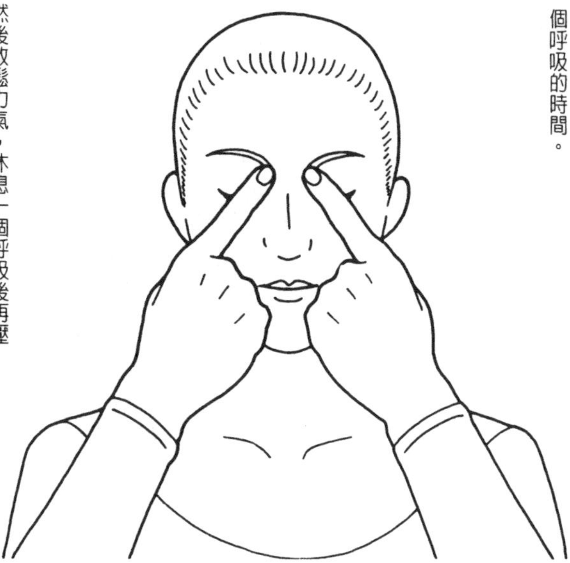

然後放鬆力氣，休息一個呼吸後再壓按一次。

●攢　竹

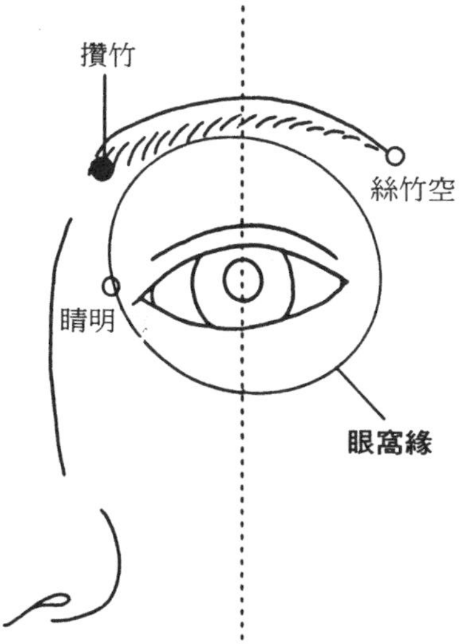

攢竹對眼睛疾病有著良好的效果，此外，對蓄膿症、鼻塞、頭痛、高血壓、腦充血、三叉神經痛、顏面神經麻痺、眼瞼痙攣等也都有所助益。

東洋醫學用語集 ⊙任脈　奇經八脈之一，往上流通於身體前面中央的經脈，掌管身體正面。

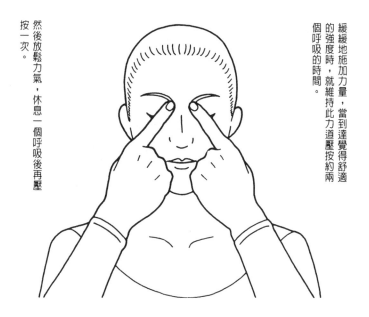

眼睛酸痛・疲勞

壓按頭光明穴

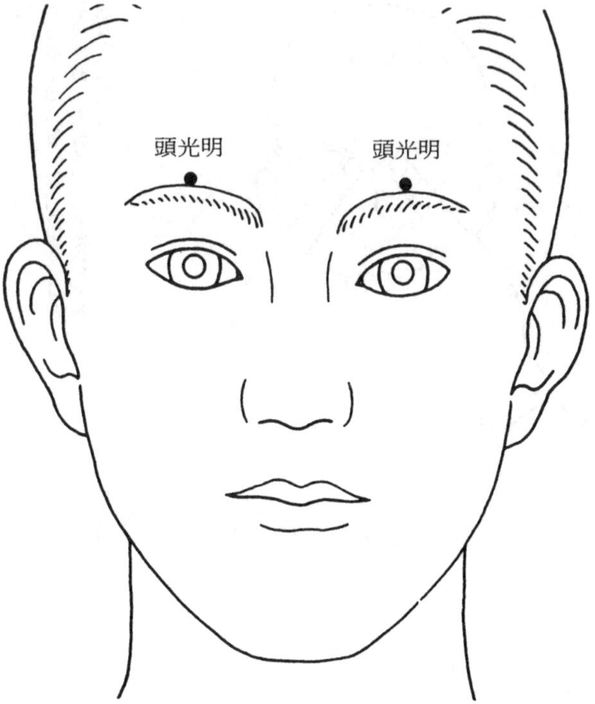

左右各以食指或中指壓按位於眉毛上緣的頭光明穴。

因為在足部也有一個叫做光明的穴道，因此**頭光明**的「頭」是用來與之區分的，因而加上一個頭字。

「光」是光芒、光輝。

「明」是明亮，照耀。

不論哪一個都是藉由眼睛所感受到的感覺，是意謂著去除眼睛遮蔽、讓眼睛健康的穴道。

頭光明位於眉毛上緣、魚腰的正上方，此外，在頭光明上方約2公分的地方有一個稱之為陽明（P46）的穴道，當眼睛直視前方的時

東洋醫學用語集 ⊙**肺經的主治症**　呼吸器官（肺、氣管等）的疾病、熱病、皮膚病、眼睛疾病等等。

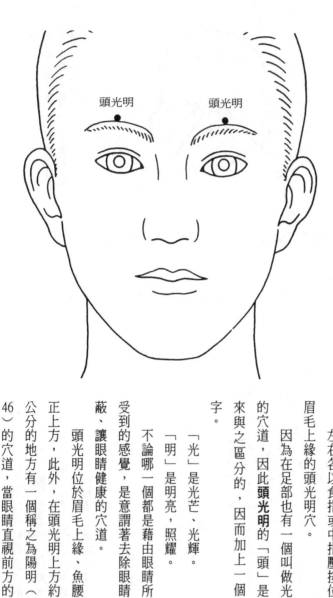

緩緩地施加力量，當到達覺得舒適的強度時，就維持此力道壓按約兩個呼吸的時間。

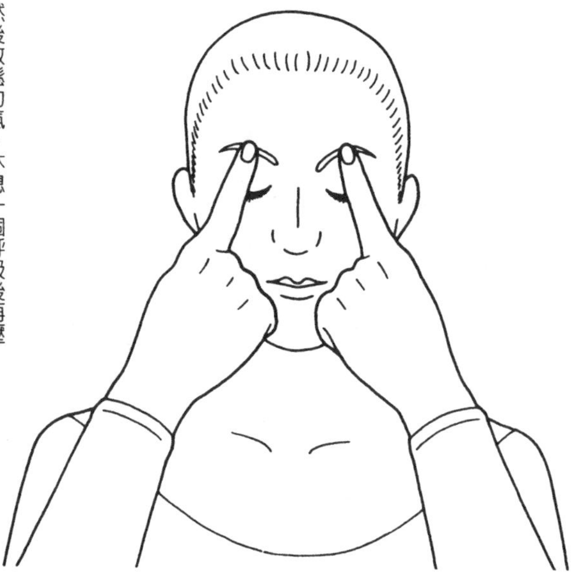

然後放鬆力氣，休息一個呼吸後再壓按一次。

●頭光明

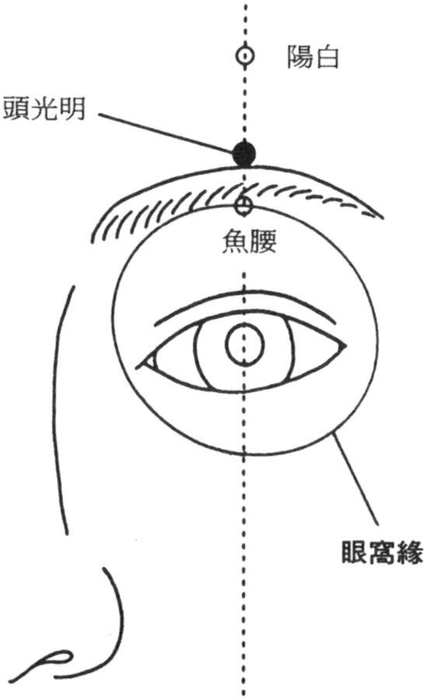

候，魚腰、頭光明、陽白是垂直並列於瞳孔上方的。

頭光明除了對眼睛疾病有所助益之外，對頭痛和偏頭痛也很有效果。

東洋醫學用語集 ⊙**大腸經的主治症**　肩膀或脖子的酸痛、牙痛、眼睛疾病、熱病、皮膚病、大腸疼痛、便秘、下痢等等。

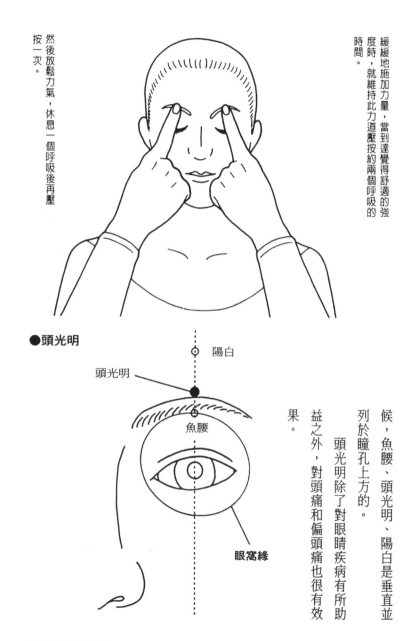

眼睛酸痛・疲勞

壓按陽白穴

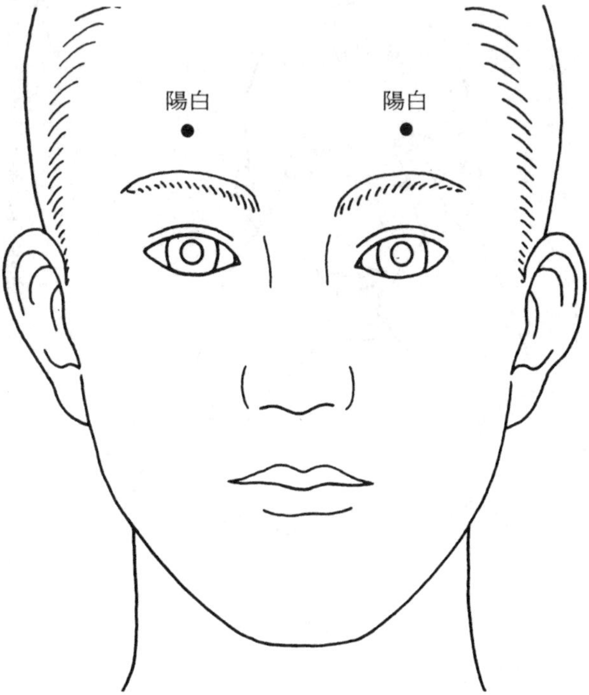

左右各以食指或中指壓按位於眼睛上方的陽白穴。

陽白的「陽」有日照到達的地方、外側、高的場所、上方等等的意義；「白」則是明亮、光芒、空白的白、空洞凹陷的地方，也就是說，這是表示眼窩的意思，因此，所謂的陽白也就是指位於眼窩上方凹穴的意思。

陽白在眉毛中央約2公分的上方，在眉毛上方的骨骼會有一個按壓時會感覺到疼痛的窪穴，這個穴道和魚腰（P38）、頭光明（P44）一起並列於瞳孔的垂直線上。

東洋醫學用語集 ⊙**胃經的主治症** 眼・鼻・口・咽喉・食道的疾病、腸胃疾病、腹痛、四肢無力、肌肉酸痛、關節痛、精神神經痛等等。

緩緩地施加力量，當到達覺得舒適的強度時，就維持此力道壓按約兩個呼吸的時間。

然後放鬆力氣，休息一個呼吸後再壓按一次。

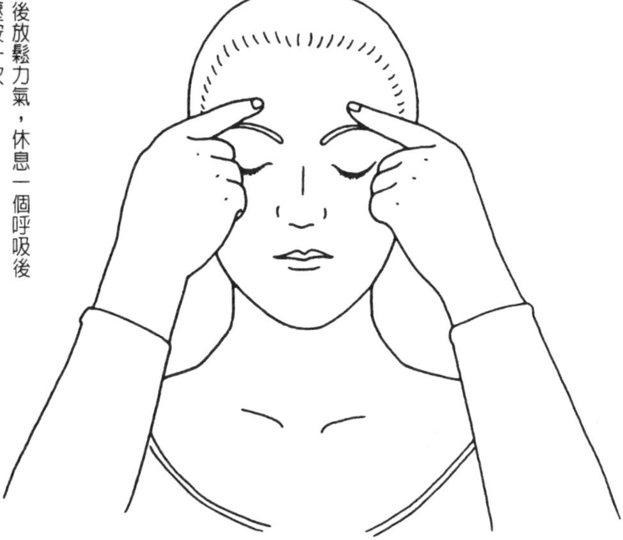

●陽　白

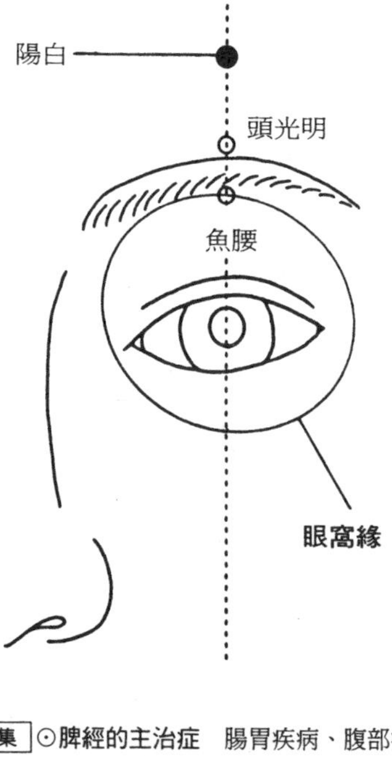

陽白不是只對眼睛疾病和眼睛疲勞有所效果而已，除了顏面神經麻痺、三叉神經痛之外，也是一個在頭痛、神經衰弱、失眠症上廣泛被利用到的穴道。

東洋醫學用語集　⊙脾經的主治症　腸胃疾病、腹部疾病、婦女疾病、生殖器官疾病、心臟病、皮膚病、神經麻痺、肌肉的病變等等。

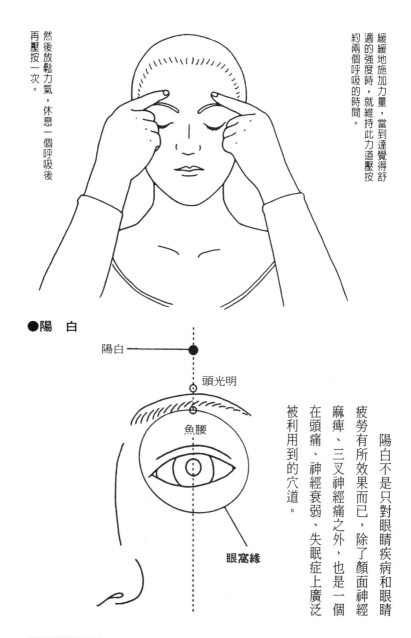

眼睛酸痛・疲勞

壓按絲竹空穴

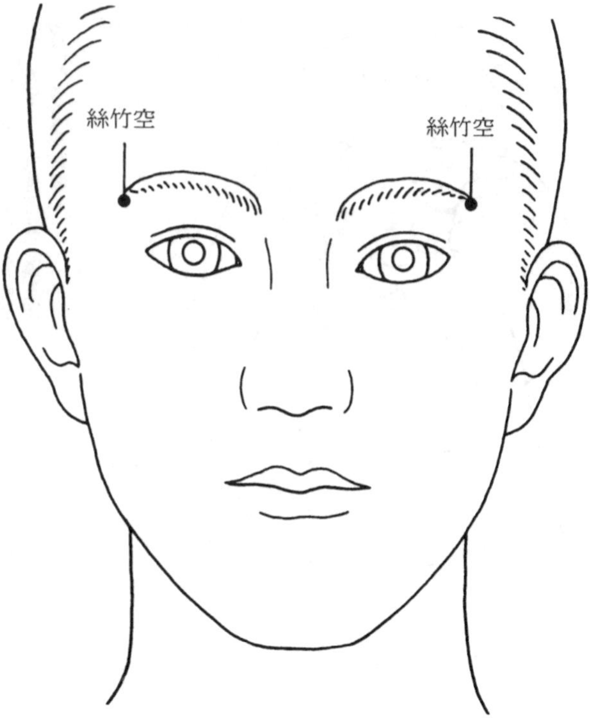

左右各用食指或中指壓按位於眉毛外側端的絲竹空穴。

絲竹空的「絲」是指像絲、絹、細長絲線等的東西；「竹」是指像竹葉般的眉毛；「空」是指空白、空虛、孔穴。也就是說，這意謂著位於像竹葉般的眉毛其絲絹般細緻地方上的孔穴，代表位在眉毛外端凹陷部位的穴道，和同樣位於眉毛內端凹陷部位的攢竹是眉毛內外相互對照的穴道。

絲竹空可在眉骨的外側端、位於眼窩緣的瞳子髎（Ｐ40）的垂直上方凹漥處找到。

這個穴道除了眼睛疾病之外，

東洋醫學用語集 ⊙心經的主治症　心臟疾病、熱病、手掌熱、精神神經症等等。

緩緩地施加力量，當到達覺得舒適的強度時，就維持此力道壓按約兩個呼吸的時間。

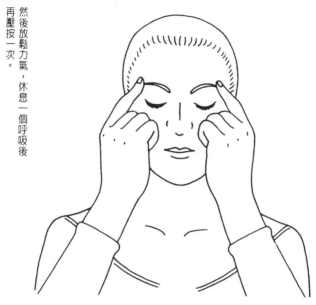

然後放鬆力氣，休息一個呼吸後再壓按一次。

●絲竹空

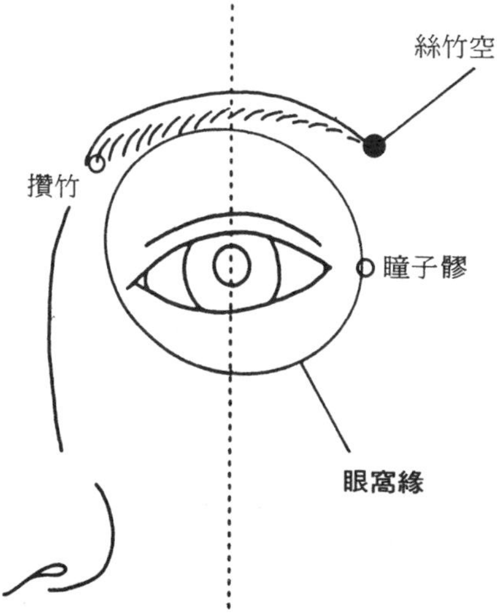

對眼花、牙痛、頭痛、偏頭痛、三叉神經痛、顏面神經麻痺等等也頗有效果。

東洋醫學用語集 ⊙小腸經的主治症　脖子・肩膀・手腕的酸痛、眼・耳・喉的疾病、心臟病、高血壓、下痢、皮膚病等等。

壓按太陽穴

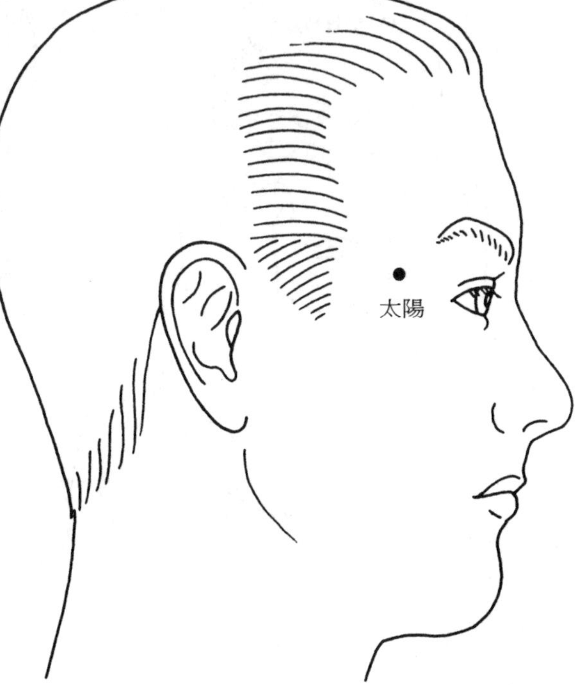

左右各以食指或中指按壓位在眼尾稍稍後方的太陽穴。

太陽是意謂著讓眼睛變成宛如「太陽」一般明亮的穴道。

眉毛外側端有稱之為絲竹空（P48）的穴道，外眼角（眼窩緣的眼尾側）有稱之為瞳子髎（P40）的穴道，而太陽差不多就在這兩個穴道中央約2公分之後的地方，只要壓按位於眼睛外側的骨骼隆起處的後方凹窪處就會感受到一股要痛到眼睛裏般的疼痛感，而穴道就位在此處。

太陽除了眼睛疾病之外，對

東洋醫學用語集 ⊙**膀胱經的主治症**　腦部疾病、脊髓疾病、運動機能的麻痺、泌尿器官疾病、眼・鼻的疾病等等。

緩緩地施加力量，當到達覺得舒適的強度時，就維持此力道壓按約兩個呼吸的時間。

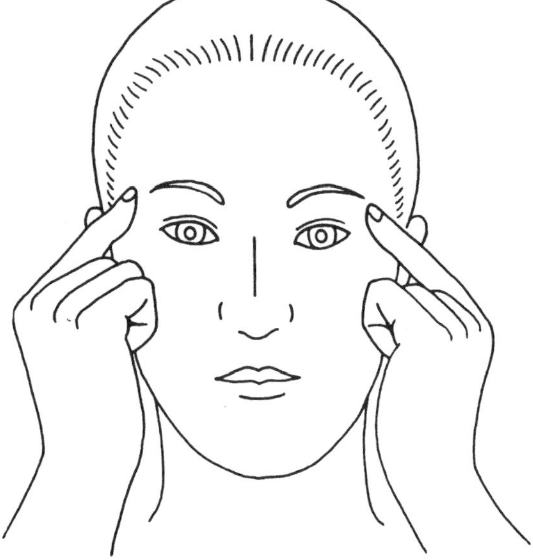

然後放鬆力氣，休息一個呼吸後再壓按一次。

●太　陽

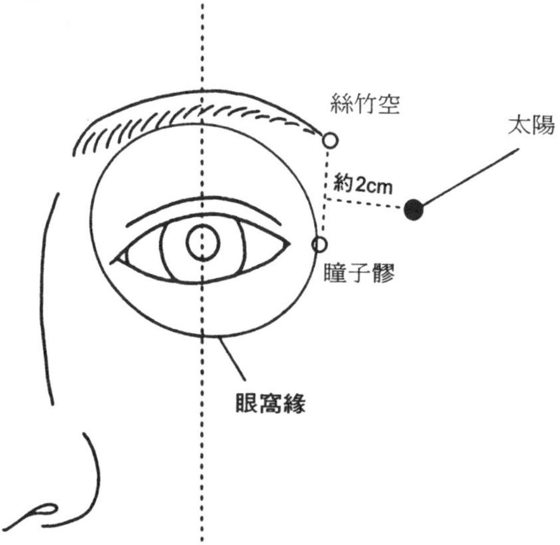

頭痛和偏頭痛也有不錯的效果。

東洋醫學用語集 ⊙**胃經的主治症**　泌尿器官疾病、生殖器官疾病、腫塊、呼吸器官疾病、心臟疾病、肝臟疾病、腸胃疾病等等。

壓按四白穴

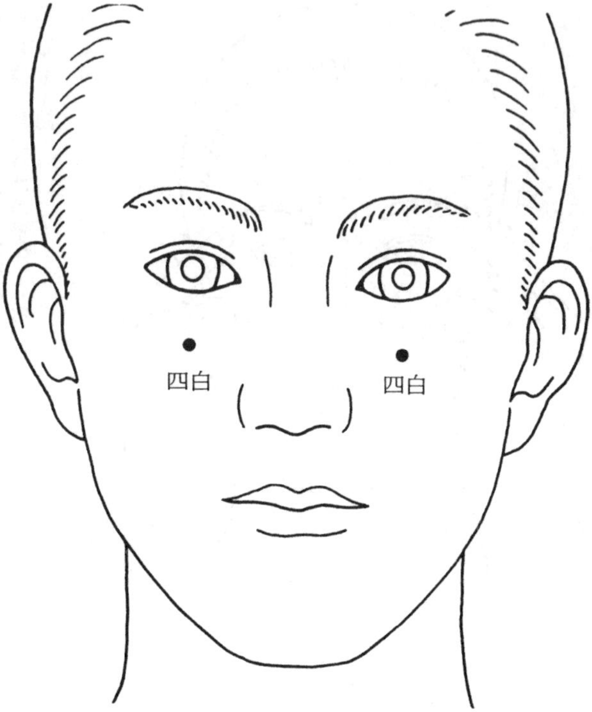

左右各用食指或中指壓按位於眼睛下方的四白穴。

四白的「四」是四方的四，代表周圍；「白」是明亮、光芒、空白的白、空洞凹窪的地方，也就是意謂著眼窩的意思。因此，所謂的四白就是意謂著眼窩周圍的凹穴之處，和位於眼窩上方的陽白（P46）是相互對照的穴名。

眼窩的下緣有稱之為承泣（P40）的穴道，在其正下方約1公分的地方有一低淺的凹穴，用手指壓按的話在鼻子附近會感到疼痛，而四白就在此處。當眼睛往前直視的時候，承泣和四白就垂直列於瞳孔

東洋醫學用語集 ⊙**心包經的主治症**　心臟疾病、精神神經症、胸口疼痛、上肢疼痛等等。

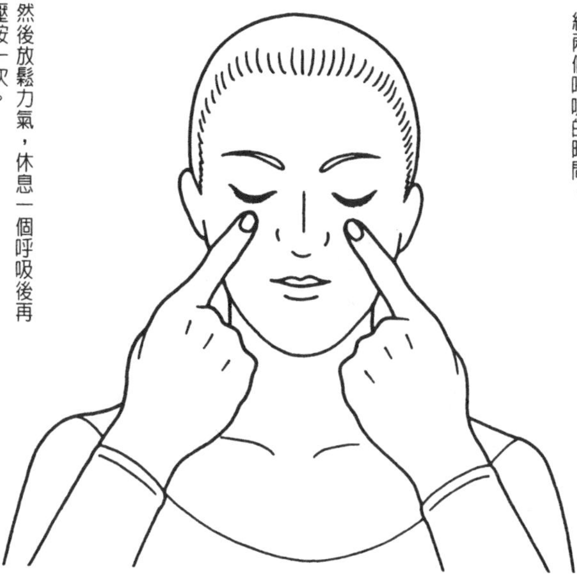

緩緩地施加力量，當到達覺得舒適的強度時，就維持此力道壓按約兩個呼吸的時間。

然後放鬆力氣，休息一個呼吸後再壓按一次。

●四　白

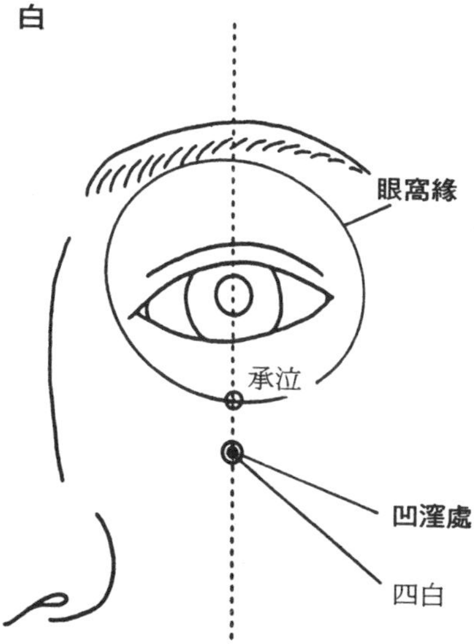

正下方。

除了對眼睛疲勞或眼花、鼻部疾病之外，四白對於頭痛、上齒痛、顏面神經麻痺、三叉神經痛等也頗有效果。

東洋醫學用語集 ⊙**三焦經的主治症**　眼・耳・喉的疾病、側頭部・脖子・肩膀的疼痛、自律神經失調症、身體的全身性失調等等。

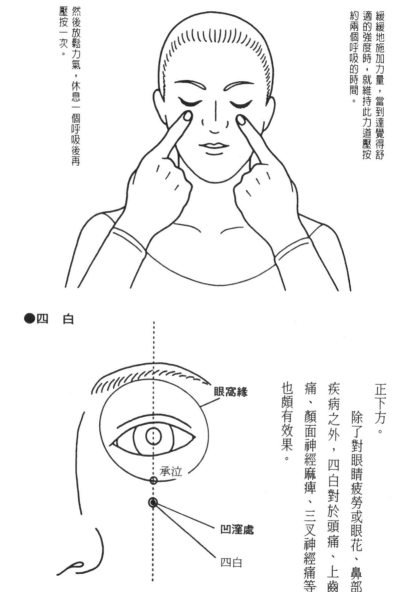

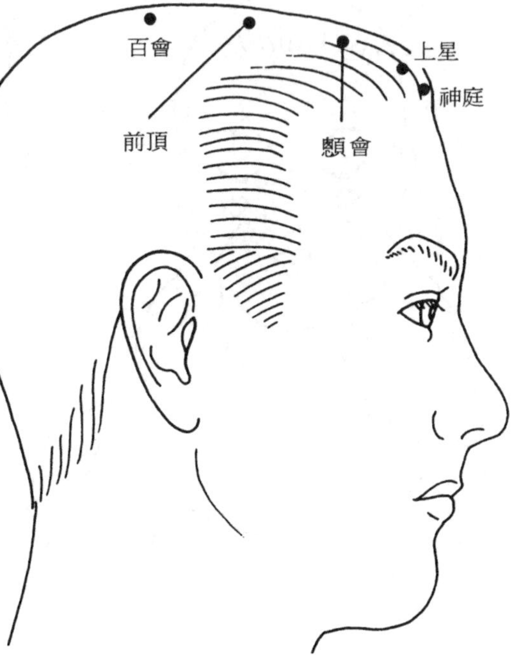

從百會穴壓按前頭部

重疊左右兩手的食指，從頭頂的百會穴開始一直到前面髮際處的神庭，在此連結線上依序壓按4～5個地方。

百會的「百」是頭、種種的意思，「會」是相會，這裡是所謂東洋醫學的經絡，也就是所有身體能量的循環體系皆會在此會合的穴道。

百會的位置可在左右兩耳上端的正上方所引出的線、以及從眉間往上拉出的線的交叉地點找到。

以腦充血、腦溢血等腦部疾病為首，除了高血壓、頭痛、眼花、耳鳴、眼睛充血、視力減退等的眼部疾病、耳朵和鼻子的疾病之外，對於腰

東洋醫學用語集 ⊙**膽經的主治症**　肝部疾病、膽部疾病、腸胃疾病、頭痛、眼部疾病、肋間神經痛、坐骨神經痛、各種神經痛等等。

壓按約兩個呼吸的時間，休息一個呼吸後再移往下一個穴道。

到達前面髮際之後，就再從百會開始壓按一次。

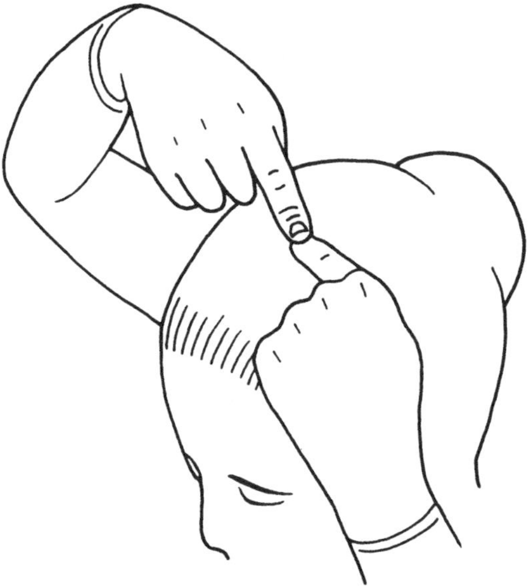

●百會以及位於前頭部的穴道

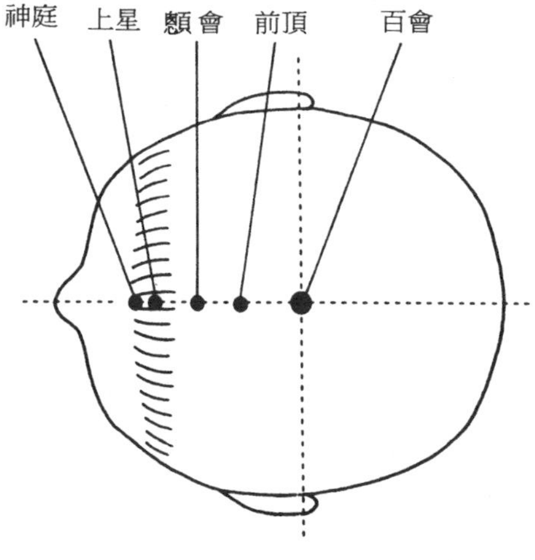

痛、坐骨神經痛、自律神經失調症、神經衰弱、失眠症等所有的異常變調也都能有所療效，據稱可以「治百病」，是有著極大應用範圍的穴道。

東洋醫學用語集 ⊙肝經的主治症　肝部疾病、膽部疾病、生殖器官疾病、眼部疾病、失眠症、神經痛、關節疾病、精神神經症等等。

眼睛酸痛．疲勞

壓按百會穴的外側

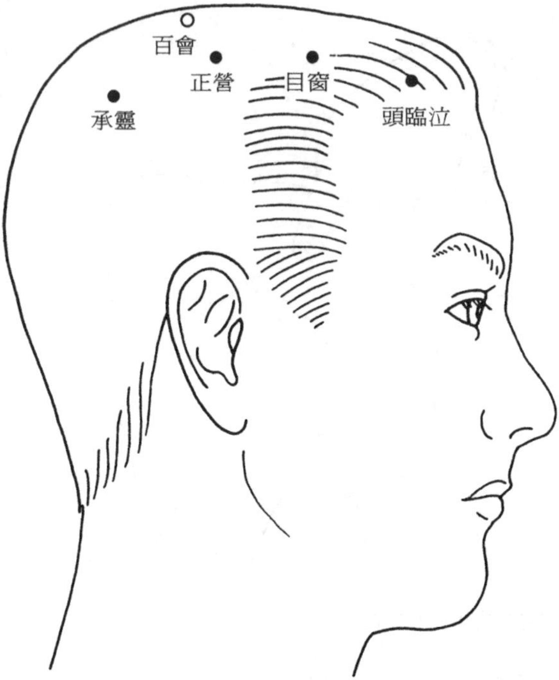

用左右兩手的食指或中指壓按前頁所壓按的約4公分的外側部位，同樣也是4～5個地方，一直到前髮髮際為止。

百會的外側有頭臨泣、目窗、正營、承靈等穴道，這些穴道會因頭部的形狀和大小而有個人的差異，不容易予以標示，且自己也難以正確地找出其所在位置，但不論或多或少，只要壓按到大概的位置也能獲得相差不多的效果，因此即使不太清楚位置也不須太過在意。

頭臨泣、**目窗**、**正營**、**承靈**等各個穴道從位於瞳孔正上方的髮際開始，一起並列在往後方延長的直

東洋醫學用語集 ⊙**督脈的主治症**　生殖器官疾病、泌尿器官疾病、脊椎疾病、脊髓疾病、腦部疾病、五臟六腑的疾病、頭部以及身體背面的疾病。

壓按約兩個呼吸的時間，休息一個呼吸後再移往下一個穴道。

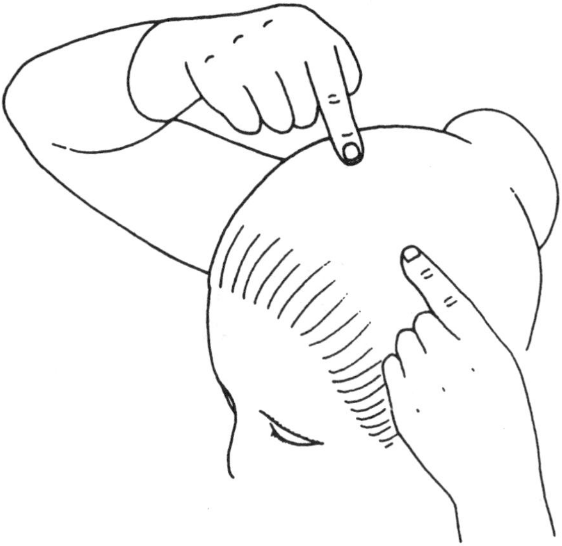

到達前面髮際之後就回到起點再壓按一次。

●位於百會外側的穴道

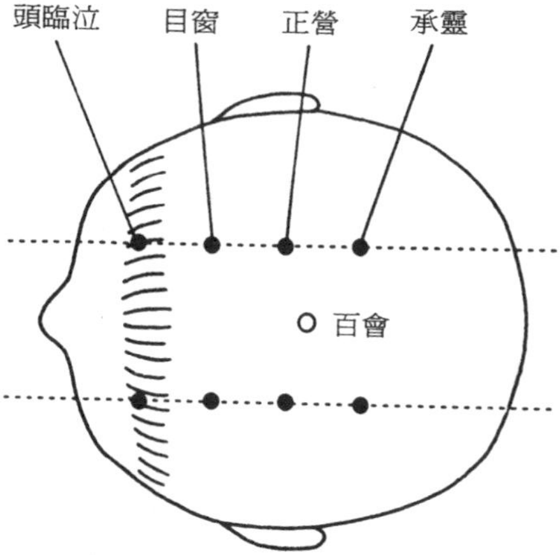

線上。

每一個對於眼睛疾病或頭痛、偏頭痛都有著不錯的效果。

東洋醫學用語集 ⊙任脈的主治症　生殖器官疾病、泌尿器官疾病、腸胃疾病、肝・膽・心的疾病、呼吸器官疾病、其他身體前面的疾病。

眼睛酸痛・疲勞

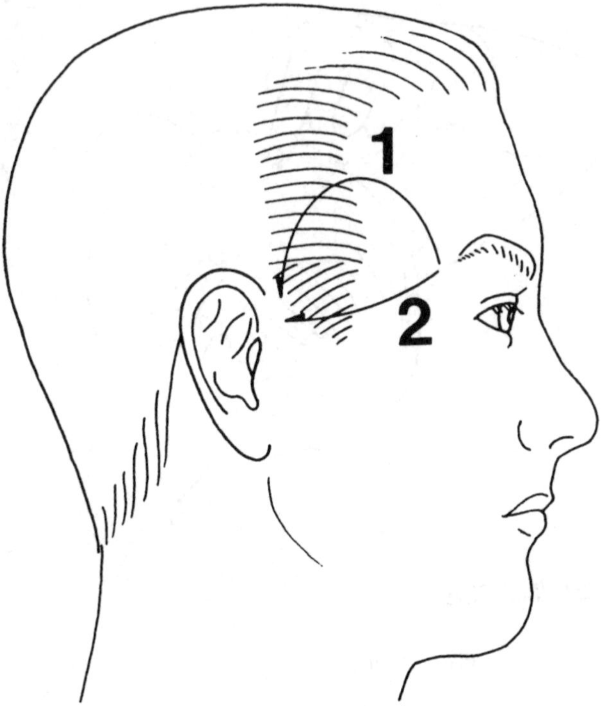

輕輕按摩眼尾到耳朵前面之間

從眼尾到耳朵前面為止，各用食指、中指、無名指這3根手指輕輕壓按左右的側頭部。

一開始將無名指放在接觸到眉毛尾端的位置上，按摩3～4次之後，併攏手指稍微往耳朵方向移動，同樣按摩3～4次，就這樣如同上圖1所示，從眼尾按摩到耳朵前面，然後就如上圖2，這次換從側頭部的偏下方處按摩起。

按摩的重點是要將3根手指靠齊，以指尖的柔軟部分確實壓按所要按摩的部位是很重要的，除此之外要運用到整隻手，以搓揉的方式進行按摩。

東洋醫學用語集 ⊙穴的語源　穴有「出入口」的意義，故意義延伸為正氣或邪氣的進出場所。

為了避免傷到皮膚，一開始要先以指尖柔軟的部分確實地壓按所要按摩的部位。

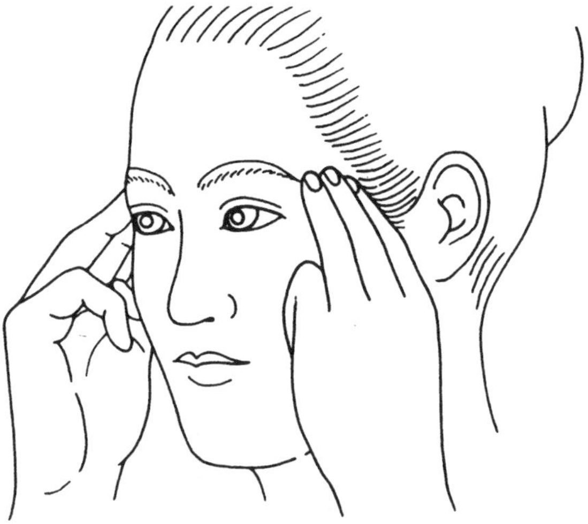

要訣是按摩的時候不要只是動動手指而已，要運用整隻手並以揉搓的方式按摩。

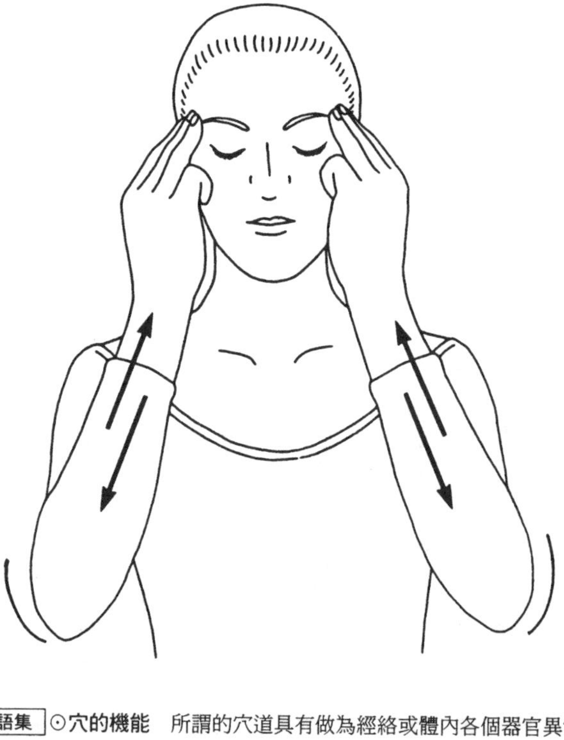

東洋醫學用語集 ⊙**穴的機能** 所謂的穴道具有做為經絡或體內各個器官異常・疾病的①反應點、②診斷點、③治療點等３項機能。

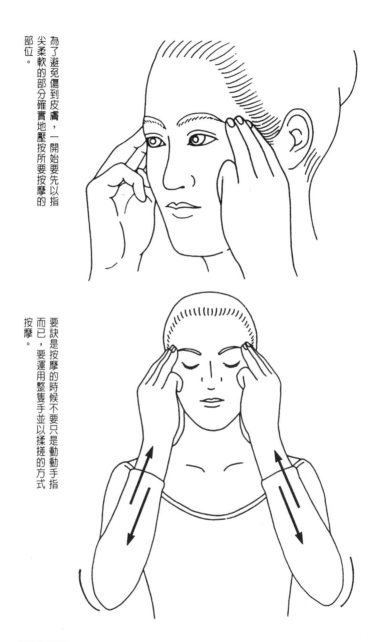

壓按天柱穴

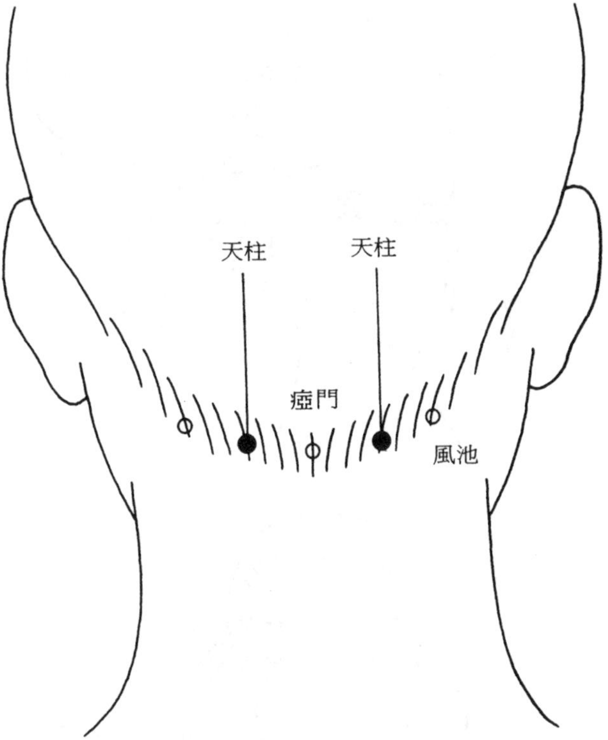

左右各以食指或拇指壓按位於脖子後方的天柱穴。

天柱的「天」是天部（脖子上方的頭部），柱是支柱，也就是支撐頭部的意思，是位於支撐著重要頭部的頸部根部上的穴道。

天柱位在後髮髮際，可在稱之為僧帽肌的肌肉外緣處找到，是只要用手指按壓就會使眼睛清爽舒適的地方。

天柱對於腦充血、高血壓、頭痛、偏頭痛、耳或鼻的疾病、眼睛疲勞、眼部疾病、失眠症、肩膀酸痛、腰痛等都具有療效，是應用範圍廣泛的穴道。

東洋醫學用語集 ⊙**穴的部位**　大多分布在身體各部位的境界處、關節部、骨際、骨孔（凹陷處）、骨間、肌肉間、肌腱間、筋溝、神經·血關的分歧處等。

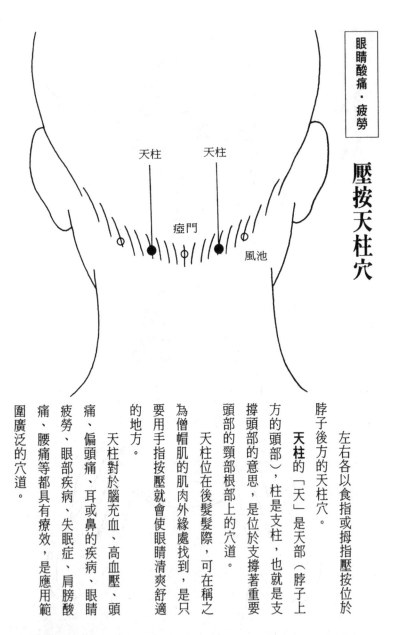

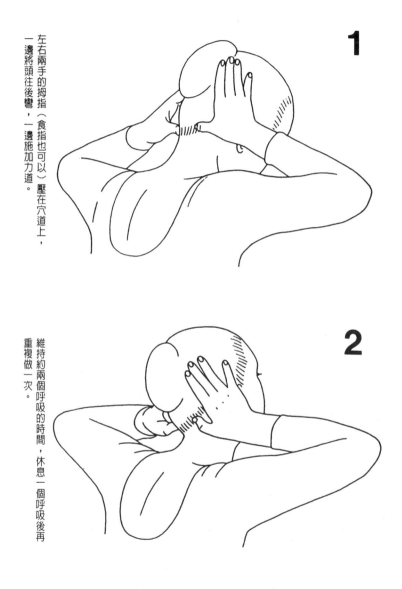

1

左右兩手的拇指（食指也可以）壓在穴道上，一邊將頭往後彎，一邊施加力道。

2

維持約兩個呼吸的時間，休息一個呼吸後再重複做一次。

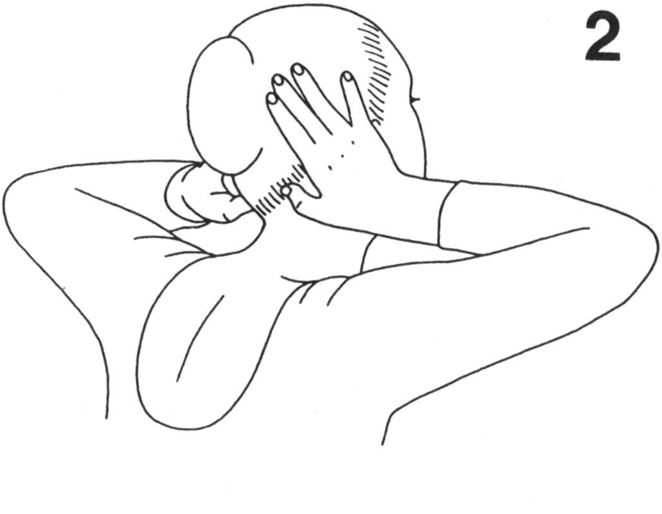

東洋醫學用語集 **⊙穴的名稱①** 陽白、陽陵泉等使用到「陽」或「陰」、「商」等文字是根據於陰陽五行說的名稱。

眼睛酸痛・疲勞

壓按風池穴

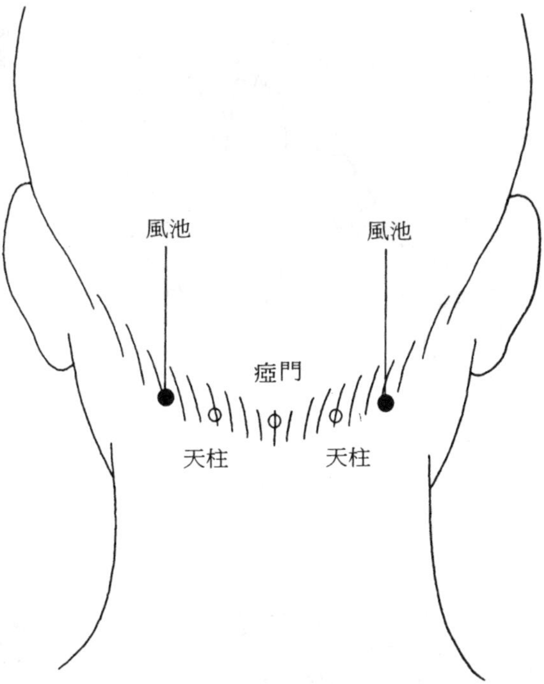

左右各以食指或拇指壓按位於脖子後方的風池穴。

風池的「風」是風邪（在東洋醫學上，這是造成疾病的原因之一），「池」就是所謂積水的凹陷處，也就是說，體內的風邪像池子一般積存在體內，而這就代表著其主治之穴。

風池位在後髮髮際、天柱（P60）的外側，耳後骨骼隆起的後方稍微低窪之處。

除了受到風寒而導致的頭痛、頸後酸痛、全身無力、關節酸痛、發燒等各個症狀之外，也廣泛應用在眼睛疲勞、耳朵疾病、鼻子疾病、牙痛、睡姿不佳而導致的酸痛、肩膀酸痛、自律神經失調症等方面上。

東洋醫學用語集 ⊙穴的名稱② 肺俞、大腸俞、脾俞、腎俞等都是和各個臟腑器官有所關聯的名稱。

1

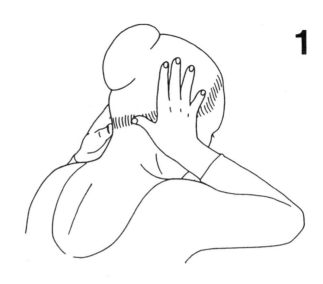

左右兩手的拇指（食指也可以）壓在穴道上，一邊將頭往後彎，一邊施加力道。

2

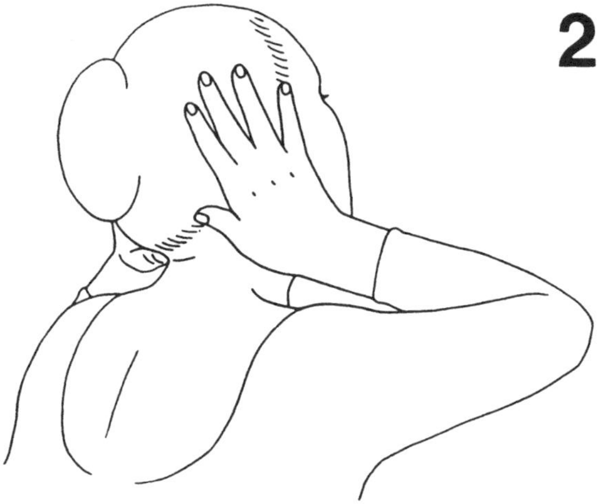

維持約兩個呼吸的時間，休息一個呼吸後再重複做一次。

東洋醫學用語集 ⊙穴的名稱③　百會、湧泉等是和經絡循環有所關聯的名稱。

眼睛酸痛・疲勞

慢慢地大大地轉動脖子

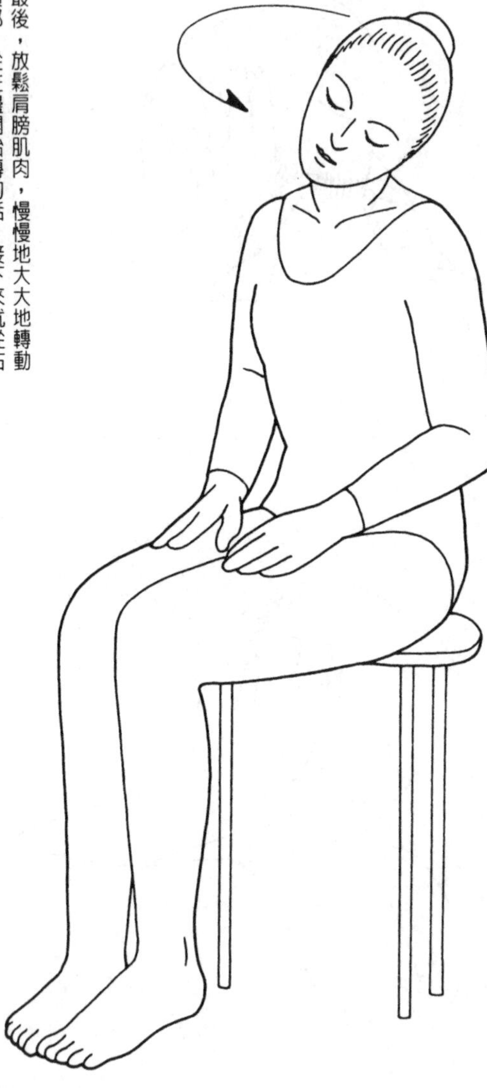

最後，放鬆肩膀肌肉，慢慢地大大地轉動頭部，從左邊開始轉的話，接下來就從右邊開始轉，重複進行2～3次。

東洋醫學用語集 ⊙**穴的名稱④**　天柱、合谷、攢竹等是代表穴道位置或其附近形狀的名稱。

第三章

治療頭痛

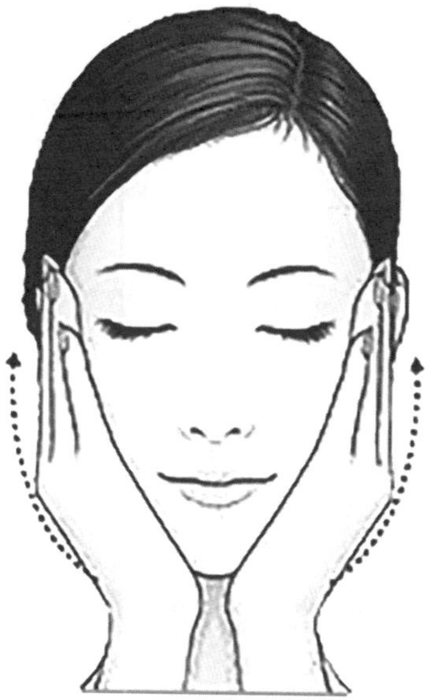

對頭痛有效果的穴道一覽

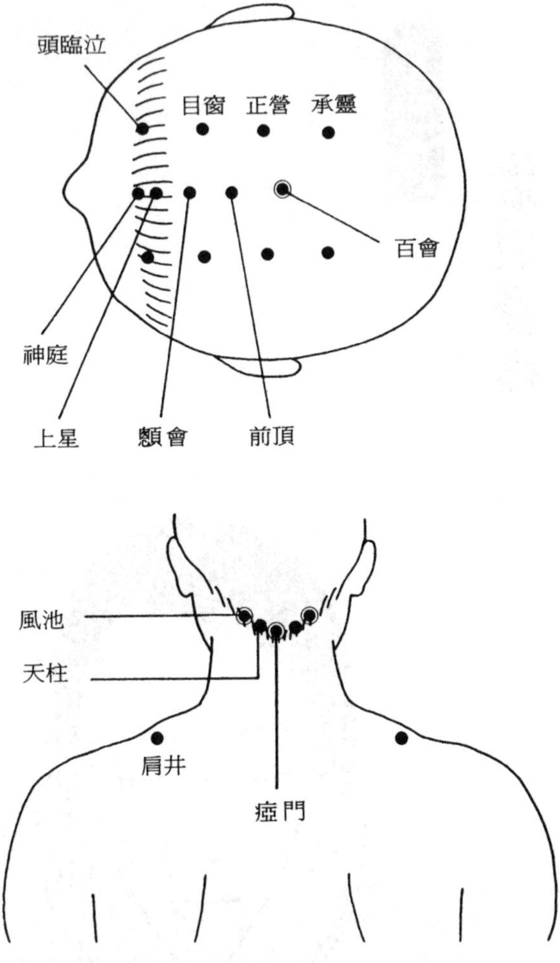

⊙是特別有效果的穴道

⊙百會
●前頂
●顖會
●上星
●神庭
●頭臨泣
●目窗
●正營
●承靈

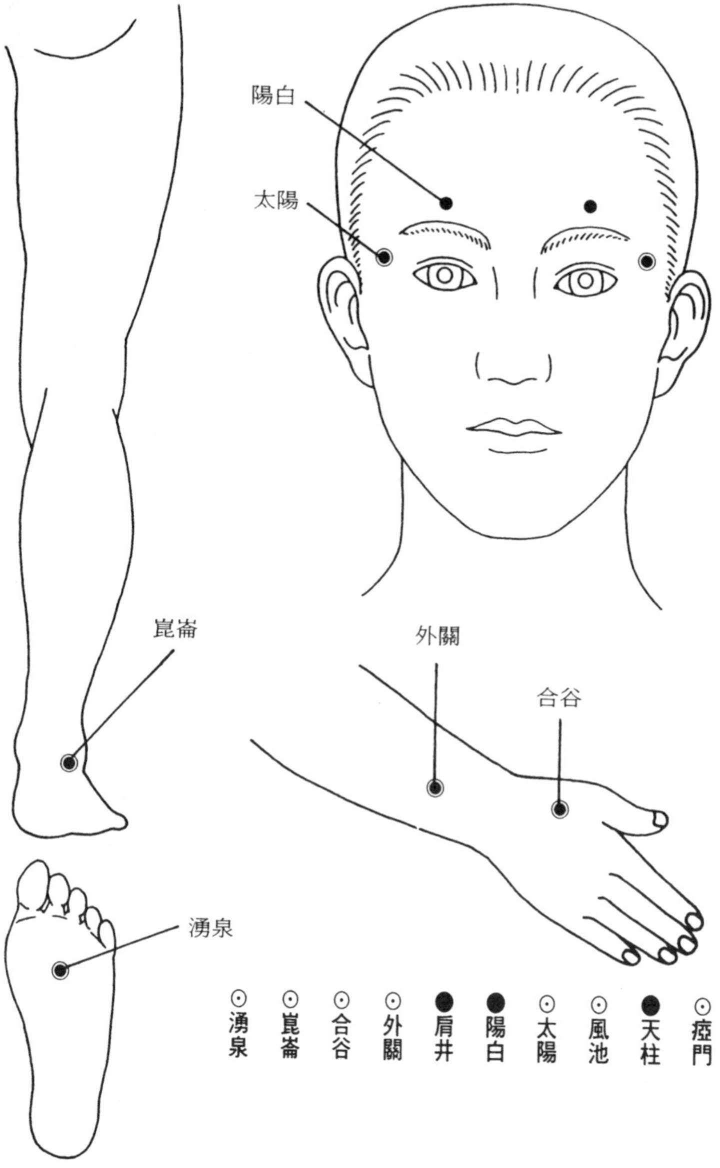
陽白
太陽
崑崙
外關
合谷
湧泉
湧泉
崑崙
合谷
外關
肩井
陽白
太陽
風池
天柱
瘂門

利用穴道療法來治療疲勞所引起的頭痛

頭痛乃是日常生活上，所最常出現的症狀之一。

雖然都說是頭痛，但痛的形式卻也是各式各樣的，有經脈陣陣抽痛的痛、有整個頭宛如被緊勒住般的痛、或者是宛如蘢罩薄霧般地沉重難當的痛等等；疼痛的部位也各不相同，比如說若只有前頭部疼痛，只有側頭部疼痛、只有後頭部或頭頂疼痛等情形的話，那也就會有宛如要撕裂整個頭般的疼痛。

同時造成頭痛的原因也是包羅萬象的，有流行性感冒等之類的疾病所引起的；腦內出血或高血壓、低血壓、貧血等所引起的；眼・耳・鼻・齒的疾病所引起的；或者是過度勞累、氣候的變化、擔心憂慮等所引起的等等，原因可說是不勝枚舉。

不論是什麼原因造成的，只要為頭痛所惱的時候，不僅工作的效率會降低，也無法集中精神和他人說話，是相當糟糕的情形。雖然最近似乎有很多人都隨身攜帶頭痛藥，但太過依賴藥物卻也不是什麼好事，特別是有伴隨著發高燒或嘔吐的情形時，接受專業醫師的診斷，還是比較令人放心的。

這裡所介紹的穴道療法是針對在頭痛之中症狀比較輕微的，主要是以疲勞所引起的頭痛為對象，如果是因疲勞所引起的輕微頭痛，穴道刺激可以發揮不錯的功效，隨著疼痛部位的不同，在此匯集了各個有效的穴道和一貫的處理方法，每一個都是在工作的空閒時，可以自己一個人進行的簡單步驟，請依照下面的流程表，立刻著手試試看吧。

東洋醫學用語集 ⊙穴的名稱⑤　風池、肓門、睛明等乃表示症狀或其主治症的名稱。

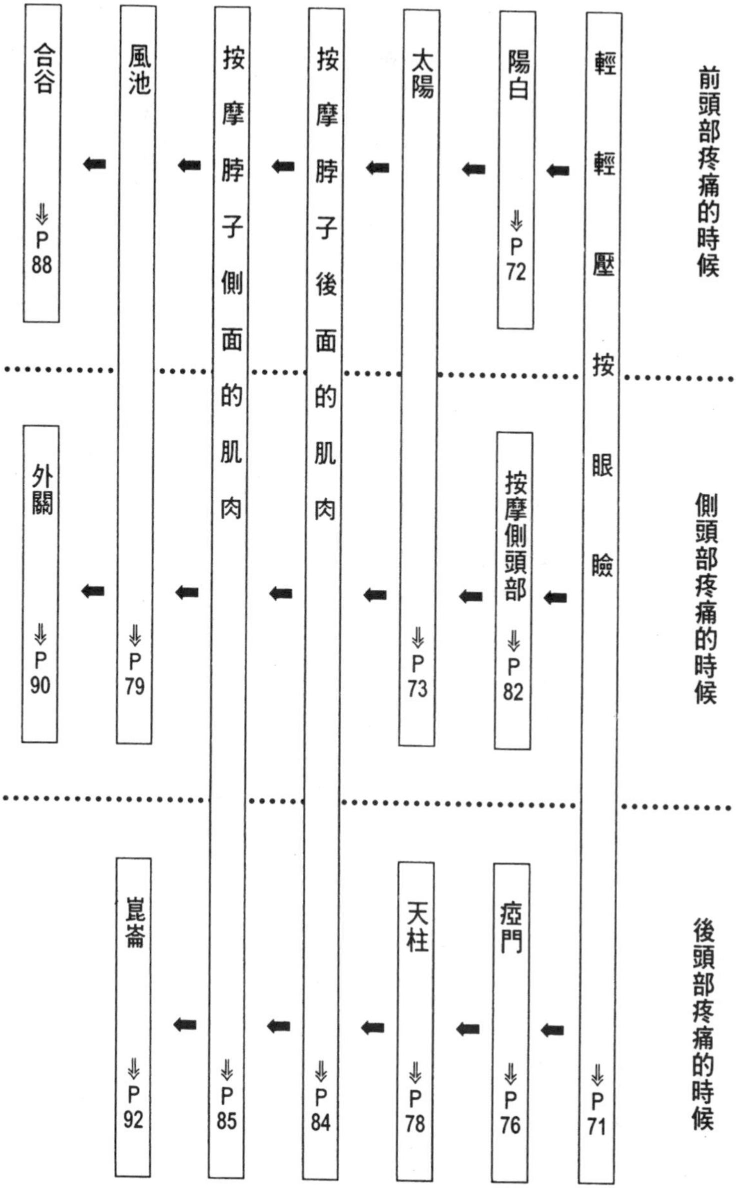

東洋醫學用語集 ⊙正穴　位於十四經脈上、具有名稱的穴道，也可以稱做常穴。

頭頂疼痛的時候

輕輕壓按眼瞼 ⇓P71 ← 百會 ⇓P74 ← 按摩脖子後方的肌肉 ⇓P84 ← 按摩脖子側面的肌肉 ⇓P85 ← 湧泉 ⇓P94

整個頭都痛的時候

輕輕壓按眼瞼 ⇓P71 ← 壓按百會和頭部的穴道 ⇓P74 ← 按摩側頭部 ⇓P82 ← 按摩脖子後方的肌肉 ⇓P84 ← 按摩脖子側面的肌肉 ⇓P85 ← 壓穴後頸的穴道 ⇓P80 ← 肩井 ⇓P86 ← 輕輕捶打脖子後方 ⇓P96

東洋醫學用語集 ⊙奇穴　正穴之外有名稱的穴道，指不屬於十四經脈的穴道（奇穴和奇經八脈是沒有關係的）。

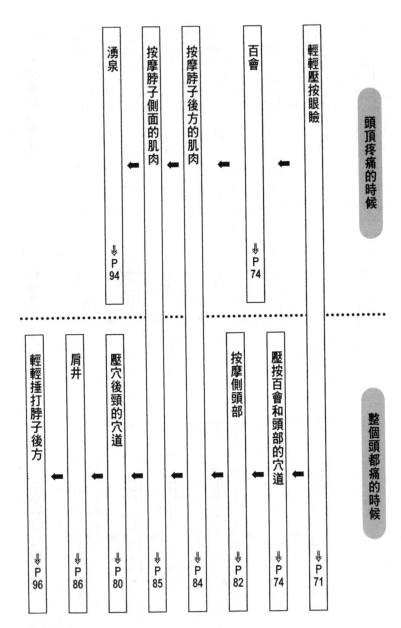

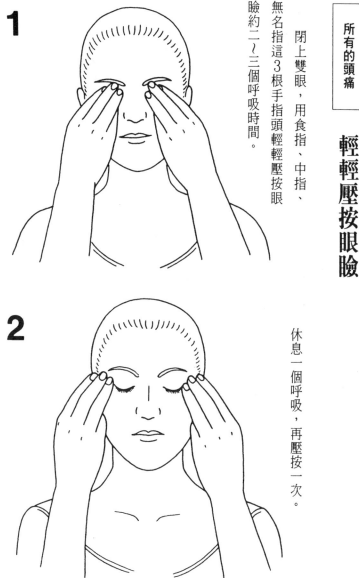

所有的頭痛

輕輕壓按眼瞼

1

閉上雙眼，用食指、中指、無名指這3根手指頭輕輕壓按眼瞼約二~三個呼吸時間。

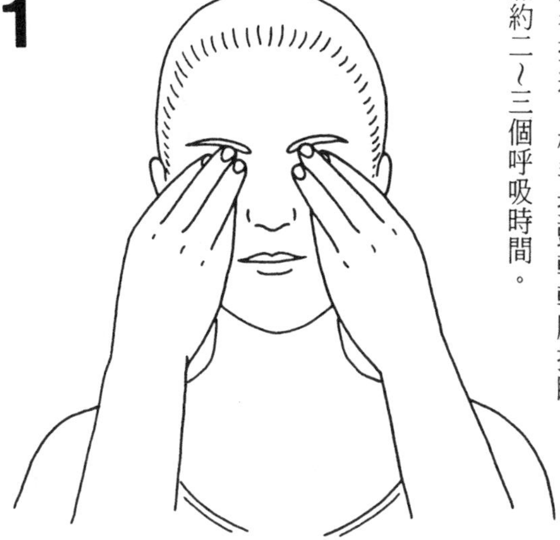

2

休息一個呼吸，再壓按一次。

東洋醫學用語集 ⊙**阿是穴**　沒有名稱，所在部位也不固定，但只要有反應・壓痛且具有治療效果的部位都是以穴的觀點來予以應用的。

前頭部疼痛

壓按陽白穴

前頭部疼痛的時候，左右各以食指或中指壓按位於眼睛上方的陽白穴。

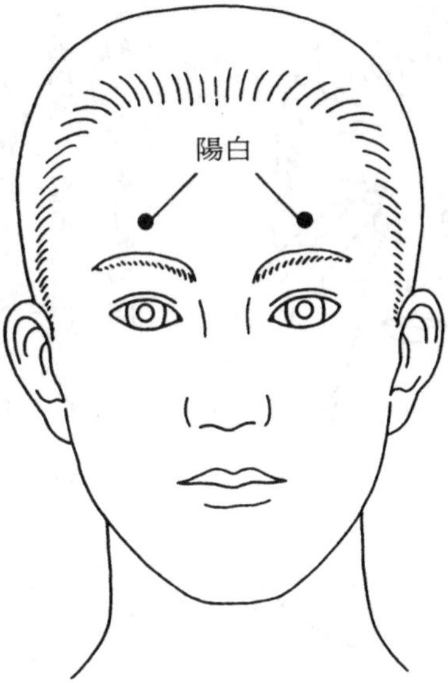

（關於陽白的解說請參照P46）

緩緩地施加力量，當到達覺得舒適的強度時，就維持此力道壓按約兩個呼吸的時間。

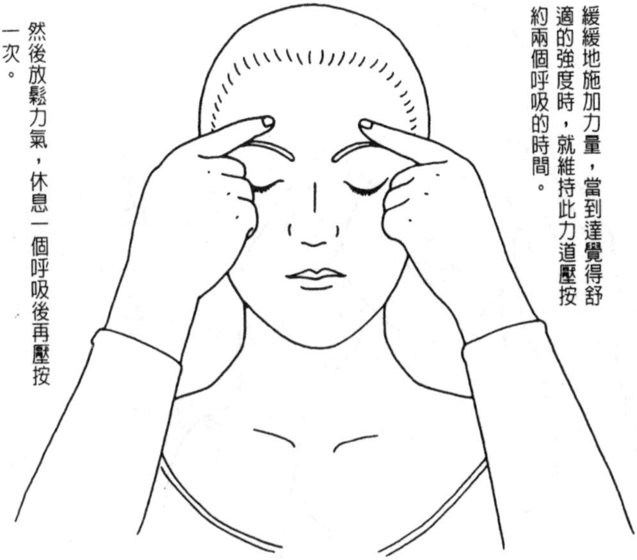

然後放鬆力氣，休息一個呼吸後再壓按一次。

東洋醫學用語集 ⊙交會穴　各個經脈交會的地方，是治療重點的重要穴道。
【例】百會〔督脈〕是膀胱經和肝經的交會穴。

前頭部疼痛
側頭部疼痛

壓按太陽穴

前頭部疼痛、側頭部疼痛的時候，左右或以食指或中指來指壓位於眼尾稍後方的太陽穴。

（關於太陽的解說請參照P50）

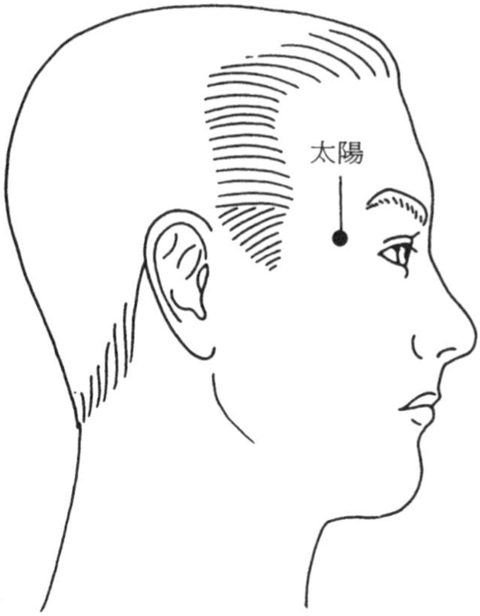

緩緩地施加力量，當到達覺得舒適的強度時，就維持此力道壓按約兩個呼吸的時間。

然後放鬆力氣，休息一個呼吸後再壓按一次。

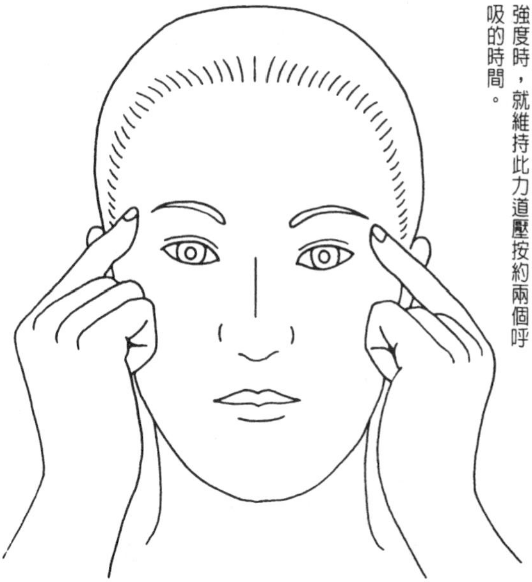

東洋醫學用語集 ⊙**穴數**　各經脈所屬的穴數因典故出處不盡相同，故尚未有一定的說法。

頭頂部疼痛
整個頭疼痛

指壓百會穴和頭部穴道

頭頂疼痛的時候，就重疊左右兩手的食指，指壓百會穴。

當整個頭覺得沉重的時候就如上圖所示的，從百會稍後方開始沿著頭部正中線一直到前髮髮際，交疊左右兩手的食指壓按約間隔3公分的5～7個地方，接著各以食指或中指壓按約正中線4公分外側的部位，同樣壓按5～7個地方。

百會這個穴道是東洋醫學上所說的經絡，也就是身體能量的循環體系都在此處合流的意思，在左右兩耳先端的正上方所引出的線，以及從眉間往上拉出的線的交叉處可以找到，就如名稱所示的一般，對身體所有的異常變調都能有所療效，據稱可以「治百病」，是有著極大應用範圍的穴道。

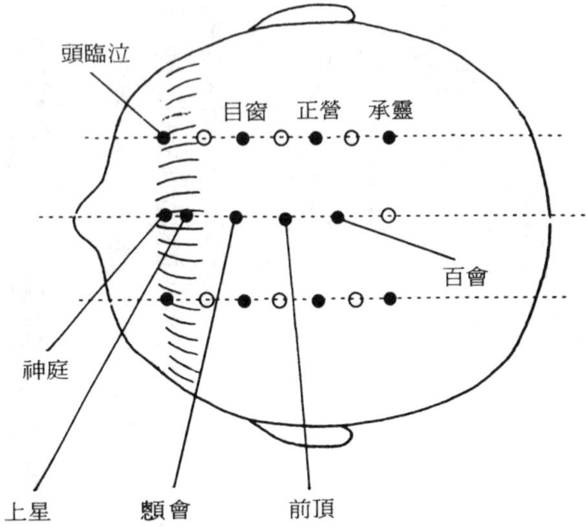

東洋醫學用語集 ⊙取穴　訂定穴道的位置，也可以說「找尋穴道」。

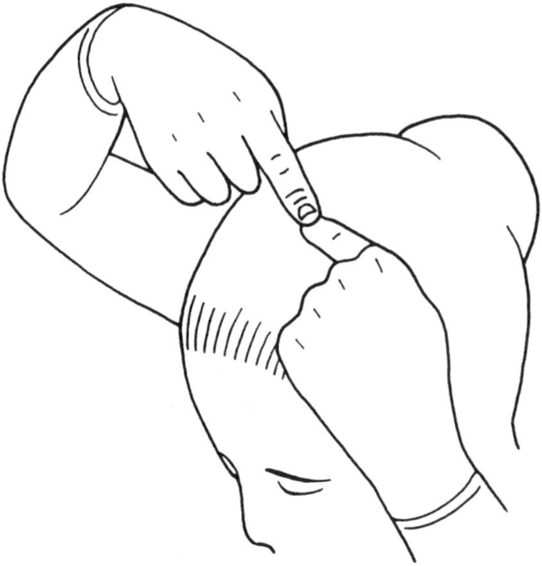

壓按百會和頭部正中線上的穴道時，要交疊左右兩手的食指再進行指壓。

壓按約兩個呼吸的時間，休息一個呼吸後再移往下一個穴道。

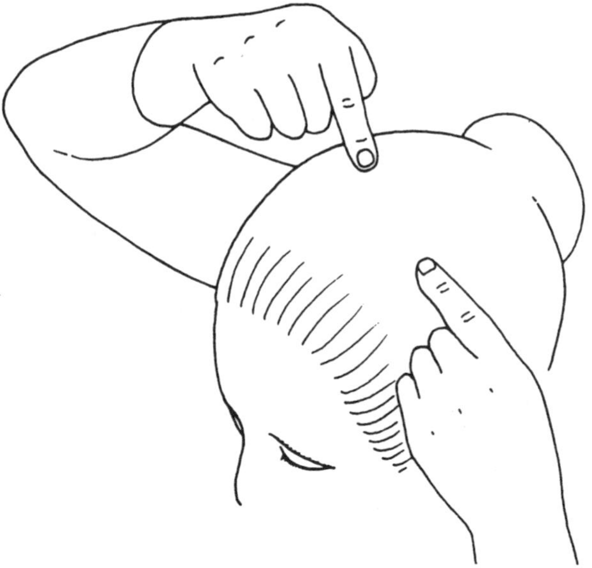

壓按百會外側的穴道時要分開食指，在左右相差不多的地方進行指壓。

到達前髮髮際之後就返回一開始的地方，再壓按一次。

東洋醫學用語集 ⊙**瘀血**　漢方獨特的概念，指血的循環呈停滯狀態，是造成疾病的原因。

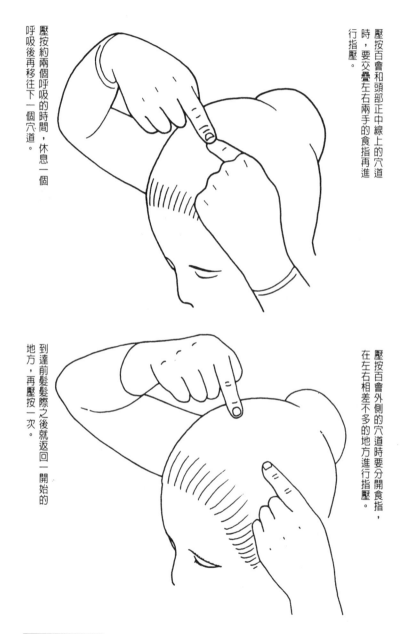

壓按瘂門穴

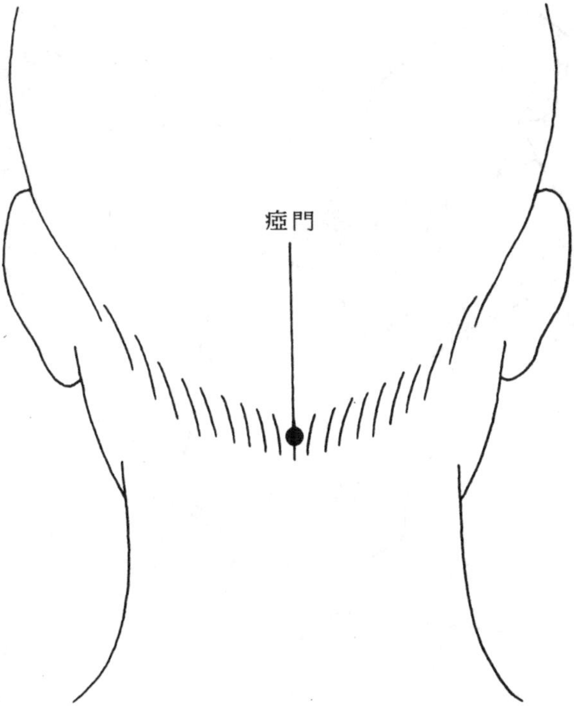

後頭部疼痛的時候就重疊左右兩手的食指，指壓位於後頸部的瘂門穴。

瘂門的「瘂」和「啞」同義，指嘴巴不能說話，意謂著只要在此處針灸就會無法出聲的穴道，和舌骨肌等發聲器官有著密切關聯，除了頭痛、眼花之外，也運用在咽頭炎、扁桃炎、腦貧血等疾病上。

觸摸後頭部可以發現有一個像瘤般的骨骼隆起處，啞門就位在這個骨骼隆起處的正下方，可在後髮髮際中樣的凹窪處找到。此外，分別在瘂門左右的僧帽肌外緣上有天

東洋醫學用語集 ⊙**邪**　對人體不好的事物，會造成負面的影響，危害健康，是導致疾病的原因。【例】風邪・病邪之氣。

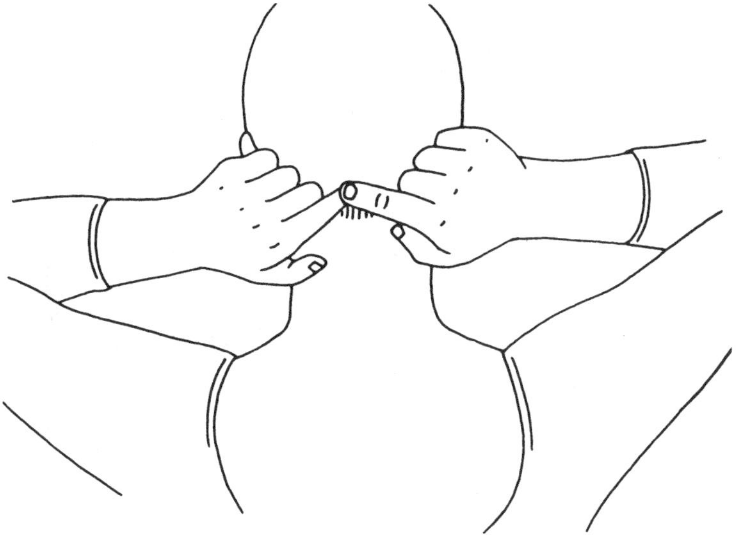

頭部向後彎，一邊施加力量，維持這個姿勢壓按約兩個呼吸的時間，休息一個呼吸後再重複做一次。

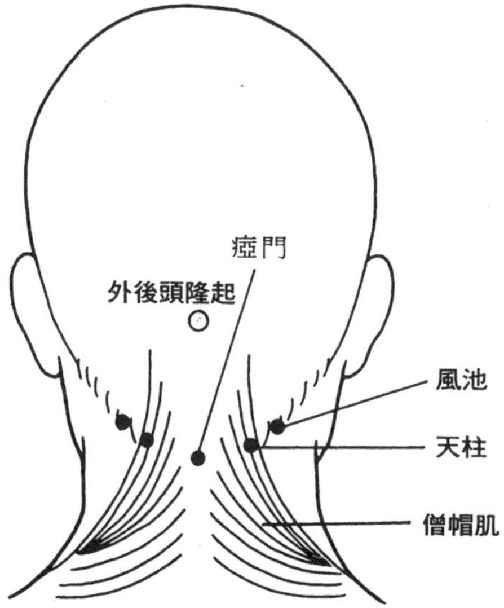

柱，更外側的部位上則有風池，每一個對於頭痛或脖子酸痛都有著極佳的效果。

東洋醫學用語集 ⊙腎虛　漢方病名之一，欠缺腎氣（精力）因而導致衰弱，或者是因此而產生的病症。

後頭部疼痛

壓按天柱穴

後頭部疼痛的時候，左右各以食指或拇指後按位於後頸部的天柱穴。

1

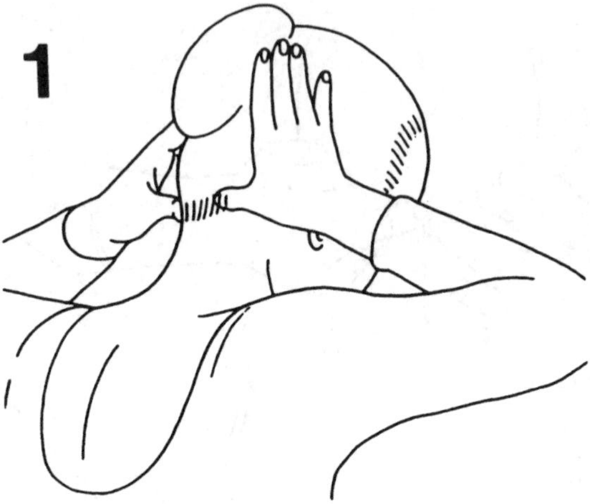

左右兩手的拇指（食指也可以）壓按在穴道上，頭部向後彎，一邊施加力道。

（關於天柱的解說請參照P60）

2

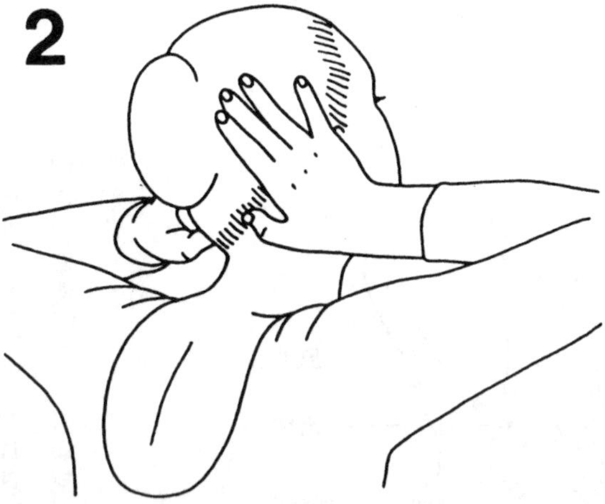

壓按約兩個呼吸的時間，休息一個呼吸之後再重複做一次。

東洋醫學用語集 ⊙盜汗　睡眠中所流的汗，指寢汗。

前頭部疼痛
側頭部疼痛

壓按風池穴

當前頭部疼痛的時候、側頭部疼痛的時候，左右各以食指或拇指壓按位於後頭部上的風池穴。

1

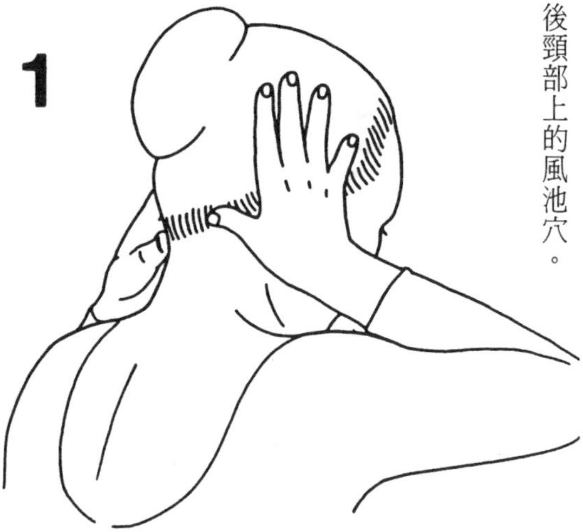

左右兩手的拇指（食指也可以）壓按在穴道上，頭部向後彎，一邊施加力道。

2

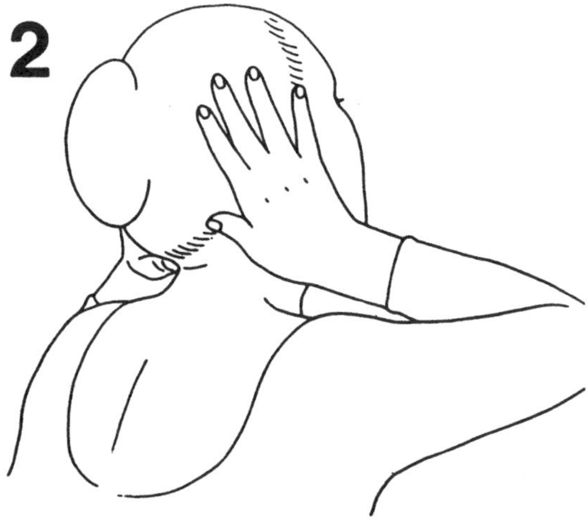

（關於風池的解說請參照P62）

壓按約兩個呼吸的時間，休息一個呼吸之後再重複做一次。

東洋醫學用語集 ⊙上氣　氣是指往胸部上升的情形，氣息短的話就容易慌張，是往上鬆弛的狀態。

整個頭疼痛

壓按脖子後方的穴道

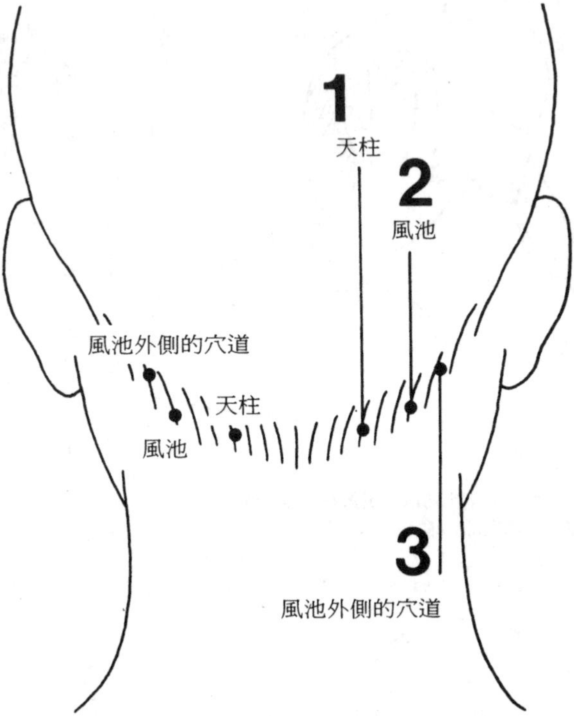

整個頭沉重疼痛時候，就依序壓按天柱↓風池↓風池外側以及後頸處的穴道。

①首先，用左右兩手的拇指壓按天柱穴，頭一邊向後彎，壓按約二～三個呼吸時間。

②休息一個呼吸，然後壓按風池穴。

③同樣休息一個呼吸，接著再壓按風池外側骨骼隆起處的下部。

這樣做一次之後，重複同樣步驟從天柱再進行一次。

（天柱、風池的穴道解說請各參照P60、P62）

東洋醫學用語集 ⊙三焦　生命活動的機能可以想成是由３個步驟所構成的，雖然不是獨立的器官，但也包含於六腑之一。

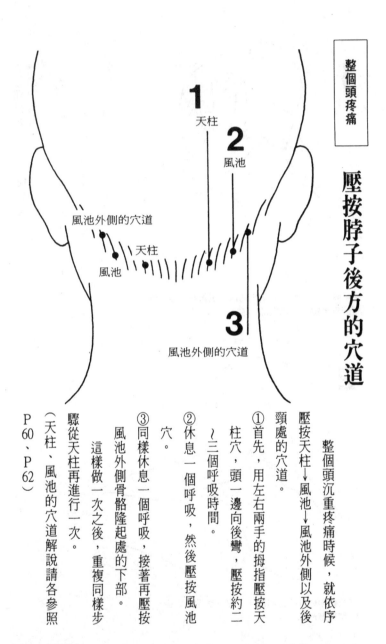

●壓按風池外側

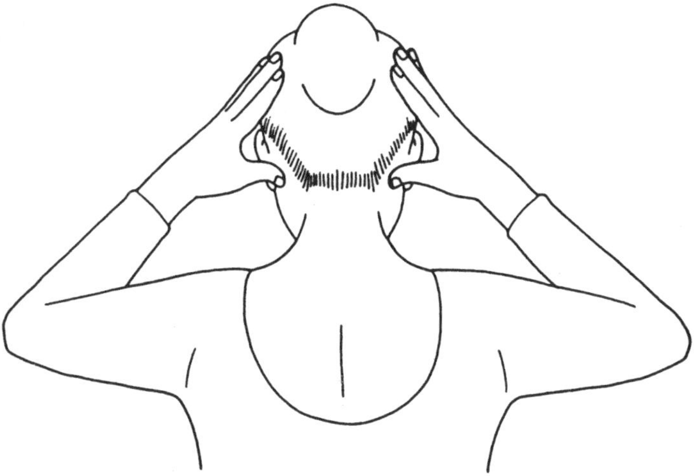

左右兩手的拇指（食指也可以）壓按在穴道上，
頭部向後彎，一邊施加力道。

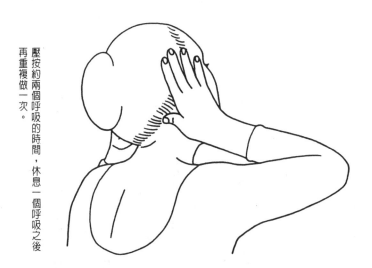

壓按約兩個呼吸的時間，休息一個呼吸之後再重複做一次。

東洋醫學用語集 ⊙天　天的部位，人體最上面的部位，指肩膀上面或專指頭部而言。【例】天柱。

側頭部疼痛
整個頭疼痛

輕輕按摩側頭部

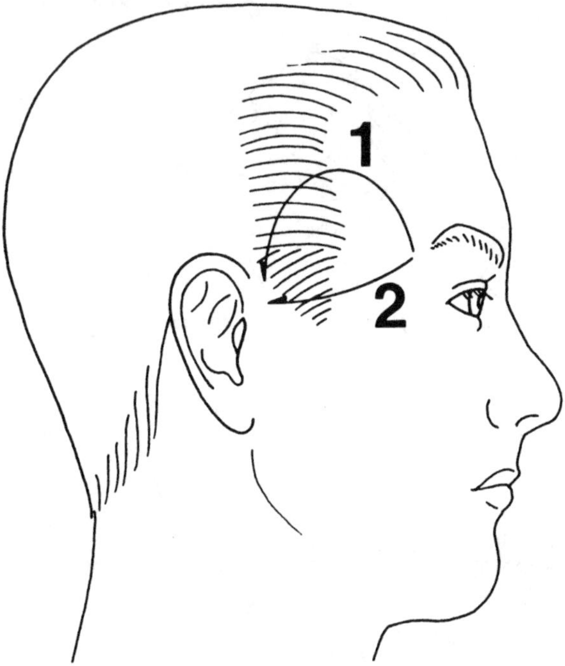

側頭部疼痛的時候、整個頭悶痛的時候，左右各用食指、中指、無名指這3根手指輕輕按摩左右的側頭部，從眼尾到耳朵前面。

一開始無名指放在可以處碰到眉毛尾端的地方，按摩3～4次之後，併攏3根手指稍微往後移到耳朵方向，同樣按摩3～4次，在按摩到耳朵前方之後就返回眼尾處，然後重複再做一次。

按摩時的要領是要併攏3根手指，用手指柔軟的部分確實壓按所要按摩的部分是很重要的，而且整隻手都要動到，以搓揉的方式按摩。

東洋醫學用語集 ⊙會　「會」是會聚的會，集結的意思，意謂聚集氣的部位。
【例】百會＝聚集許多氣的意思。

為了避免傷到皮膚，一開始要先以指尖柔軟的部分確實地壓按所要按摩的部位。

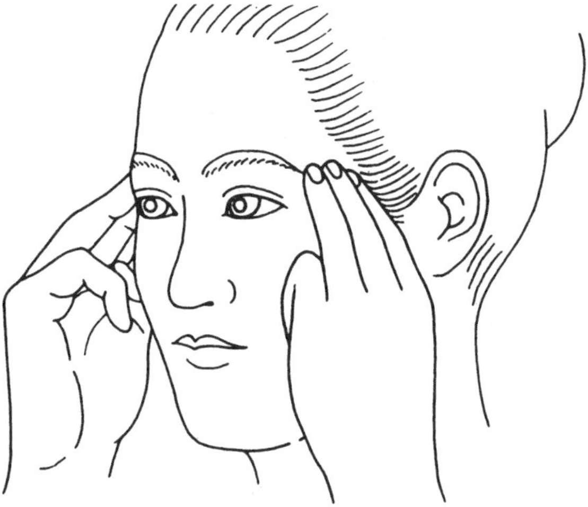

要訣是按摩的時候不要只是動動手指而已，要運用整隻手以揉搓的方式按摩。

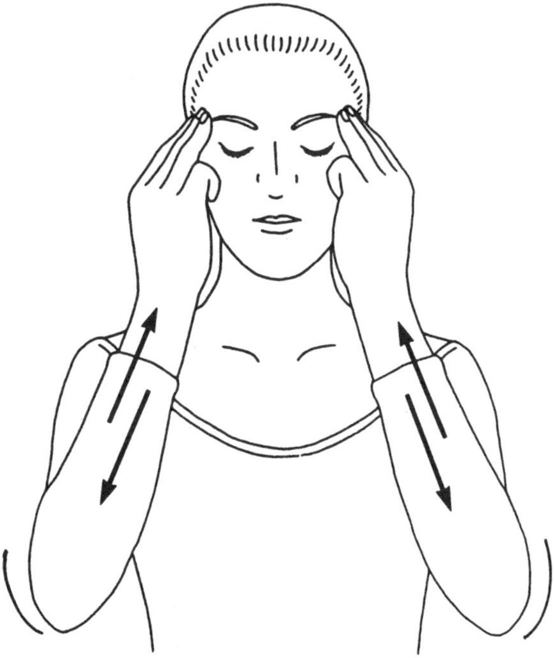

東洋醫學用語集 ⊙陽　照到日射的地方、高的地方、上面、外側、背側，陰的相反。【例】陽陵泉＝位於膝關節外側的穴道。

所有的頭痛

按摩脖子後面的肌肉

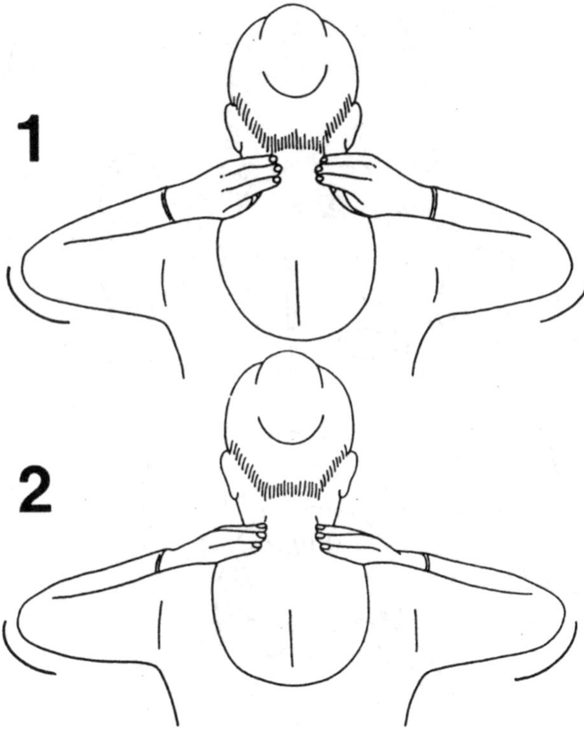

左右各以食指、中指、無名指這3根手指在脖子後面的肌肉由上到下（脖子上端到肩膀）做按摩。

①要訣是要以指尖柔軟的部分確實地壓按肌肉，運用整隻手來回按摩3～4次。

②然後將按摩位置往下挪，進行同樣的按摩動作。

就這樣按摩到肩膀為止，然後返回脖子上端，重複做一次。

不論是頭的哪一個部位，疼痛的時候也好，沉重悶痛的時候也好，這都是非常有效果的。

東洋醫學用語集 ⊙**陰**　日射沒有到達的地方，深部、內部、腹側，陽的相反。
【例】陰陵泉＝陽陵泉的相反側，位在膝關節內側的穴道。

所有的頭痛

按摩脖子側面的肌肉

脖子側面的肌肉，左側用右手，右側用左手，各以食指、中指、無名指這3根手指

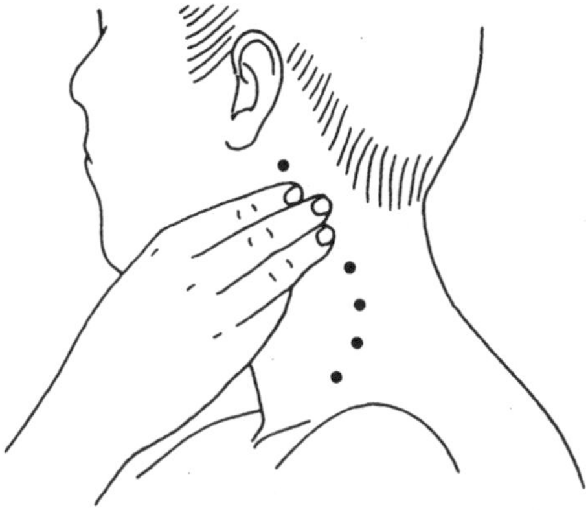

由上到下按摩，到達最下端時再由上至下重複做一次，左側做完之後，以同樣的方式按摩右側。

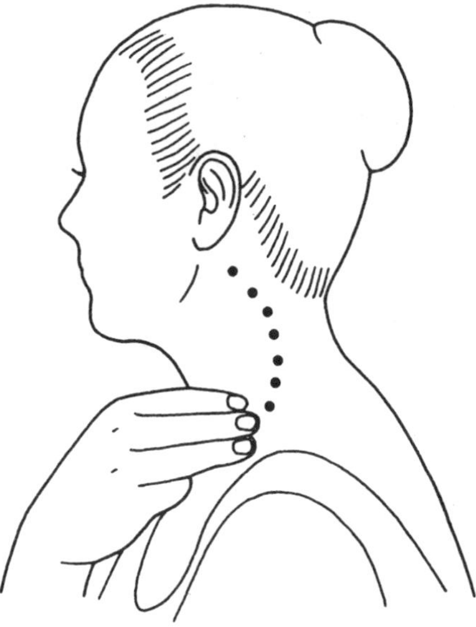

東洋醫學用語集 ⊙門　出入口，生出的地方。【例】風門＝風邪就是從此處進入的意思。

壓按肩井穴

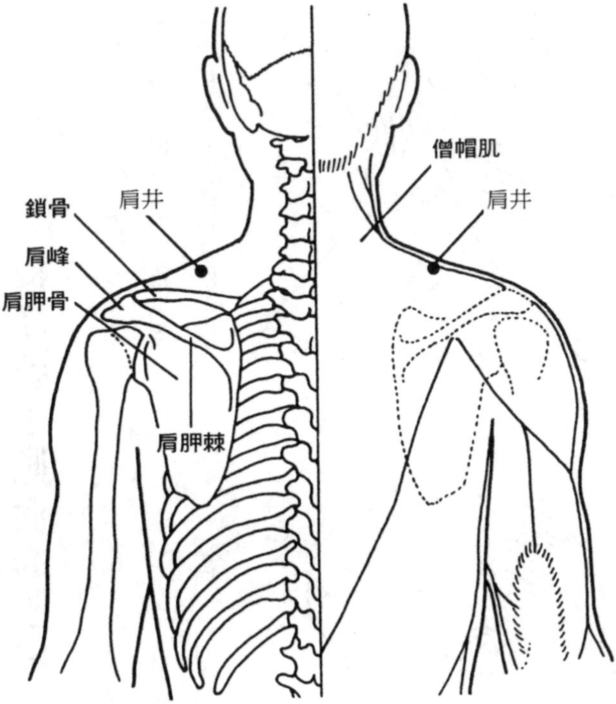

整個頭都痛的時候要指壓位於肩膀上的肩井穴。

肩井的「肩」是肩膀，「井」是井口、井欄杆。

將手指併攏放在另一側的肩膀上，這個穴道就在中指所觸碰到的地方，剛剛好位於肩胛骨、鎖骨、頸椎部之間，像被井欄杆包圍起來的正中央之處，是意謂著從這裡宛如井口一般湧出環繞著肩部的能量的穴道。

除了頭痛、肩膀酸痛之外，對頸腕症候群、五十肩、腦充血、高血壓、眼睛充血、牙痛、神經衰弱等也有不錯的效果。

東洋醫學用語集 ⊙泉　水湧出的地方，泉源。【例】湧泉＝湧出生命之泉的意思。

右手放在左肩上，壓按中指所觸碰到的地方二～三個呼吸時間。

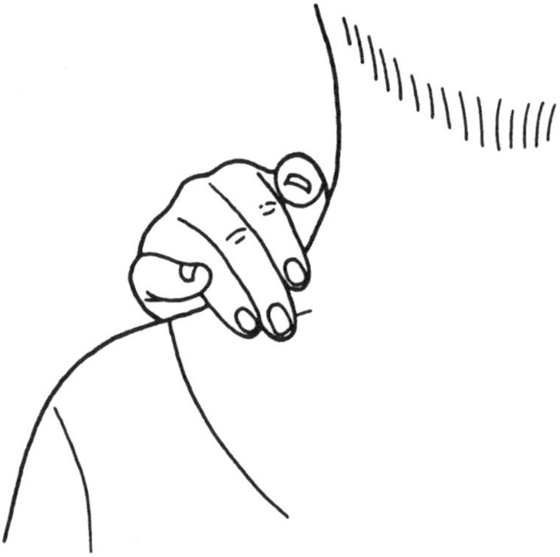

休息一個呼吸，重複壓按一次。

接下來換左手放在右肩上，壓按中指所觸碰到的地方二～三個呼吸時間。

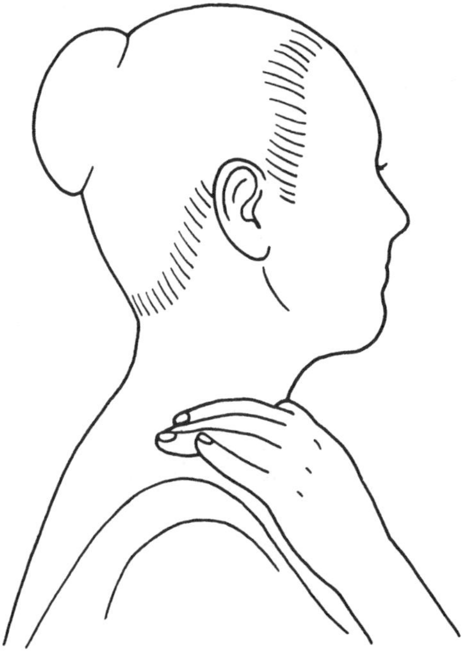

休息一個呼吸，重複壓按一次。

東洋醫學用語集 ⊙池　水積留的地方，凹陷部。【例】風池＝意謂著進入體內的風邪所停滯的地方。

壓按合谷穴並轉動脖子

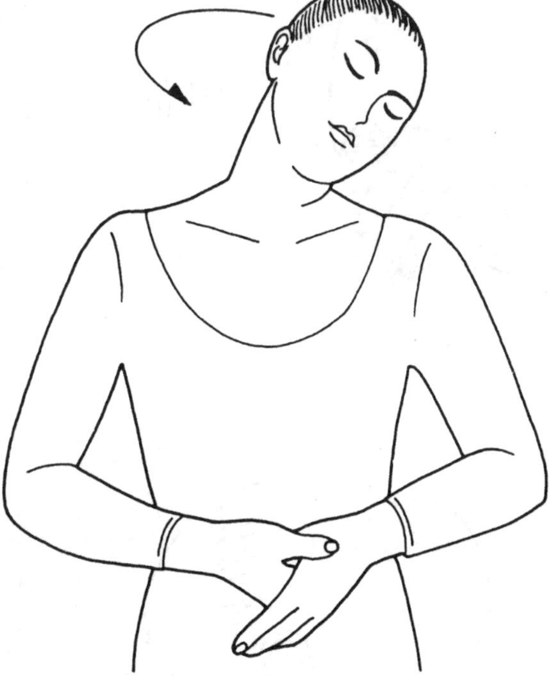

前頭部疼痛的時候就一邊壓按合谷穴，一邊轉動脖子。

所謂的**合谷**就是意謂著位於骨骼和骨骼之間凹陷處的穴道。

位置在第1、第2中手骨的接合處，朝著第2中手骨用手指壓按會感受到疾馳而過的疼痛感。

①首先，用右手拇指壓按左手的合谷穴，一邊大大地由左開始轉動頭部，然後從右邊同樣轉動一次。

②換手，這次用左手拇指壓按右手的合谷穴，從左側開始大大地轉動頭部，然後從右邊同樣轉動一次。

合谷對於頭痛、發燒、寒顫、感

東洋醫學用語集 ⊙俞　醫治、注入。【例】腎俞＝醫治腎臟，疏通腎經氣血的意思。

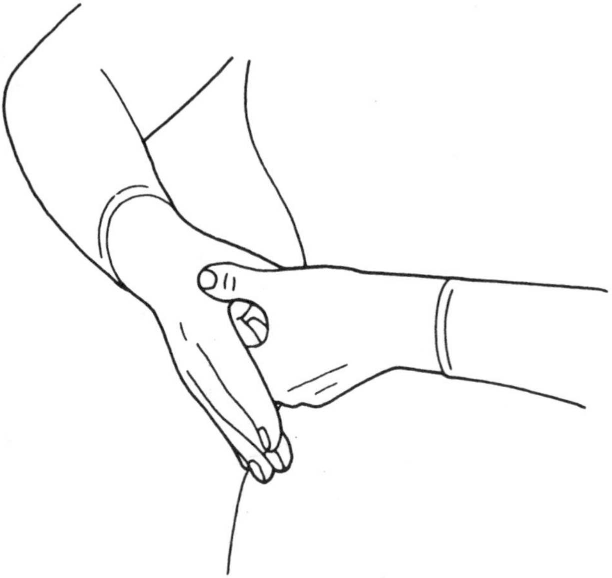

合谷位於第1中手骨和第2中手骨的接合部位，朝著第2中手骨用手指壓按會感受到疾馳而過的疼痛感。

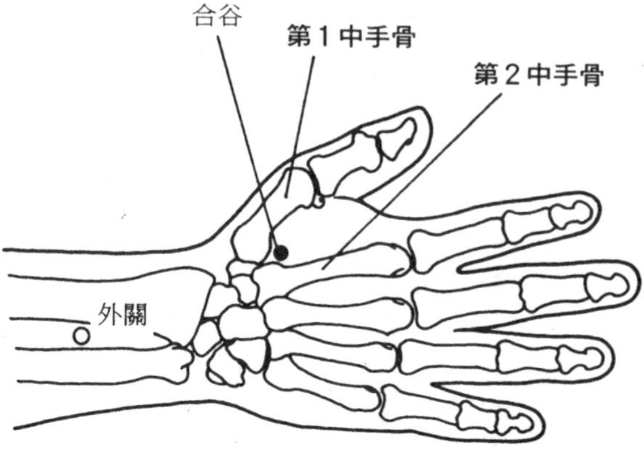

冒等具有發汗的效果，此外，對於高血壓、腦充血、鼻血、牙痛、耳鳴等也都有不錯的療效。

東洋醫學用語集 ⊙谷　山間的凹窪之處，骨與骨的間隙、肌肉之間。【例】合谷＝位於第１・第２中手骨相交接合之處。

側頭部疼痛

壓按外關穴並轉動脖子

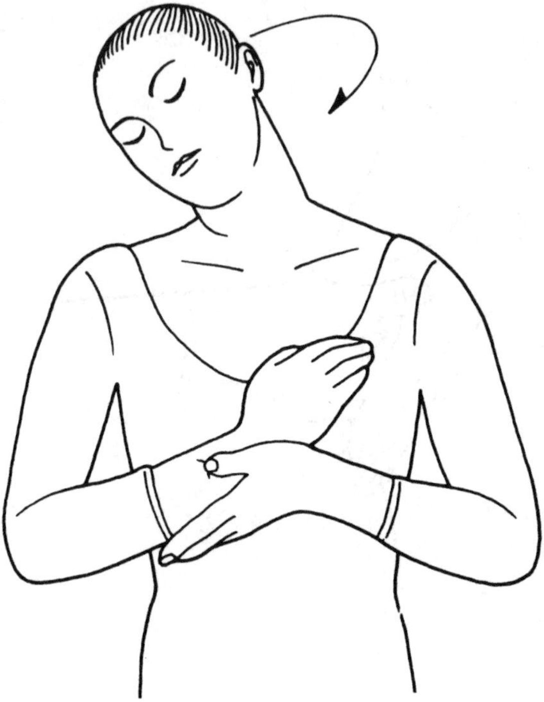

側頭部疼痛的時候就一邊壓按外關穴，一邊轉動脖子。

外關的「外」是外側，「關」是門閂，也就是說，這是意謂位於關節外側的穴道。說到這種關節，前腕外側的骨骼（橈骨）和內側的骨骼（尺骨）是交接在手腕方向的骨間之處。

位置在從手腕手背處的中央開始到手肘約5分之1的地方，當小指伸直時所拉動的肌肉的拇指側即可以找到。

①首先，用右手拇指壓按左手的外關，一邊大大地從左側開始轉動頭部，然後從右邊同樣轉動一次

東洋醫學用語集 ⊙泣　「泣」是指眼淚。【例】臨泣＝製造眼淚之處，也就是意謂著治療眼睛疾病的穴道。

外關在從手腕手背處的中央開始到手肘約5分之1的地方，當小指伸直時所拉動的肌肉的拇指側即可找到。

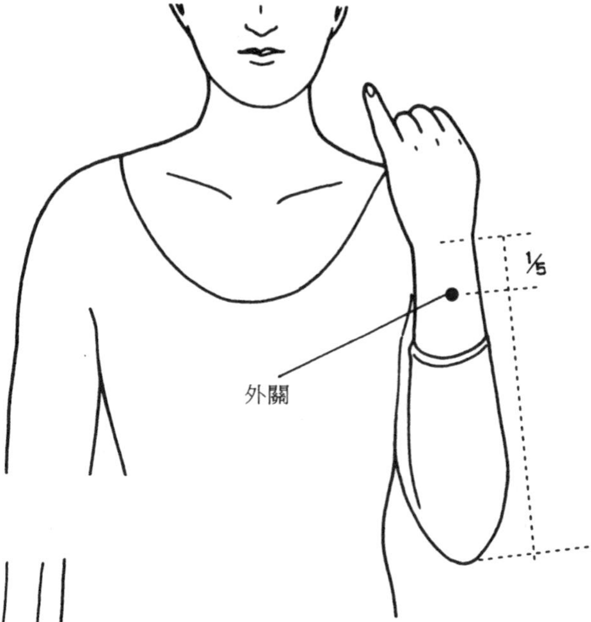

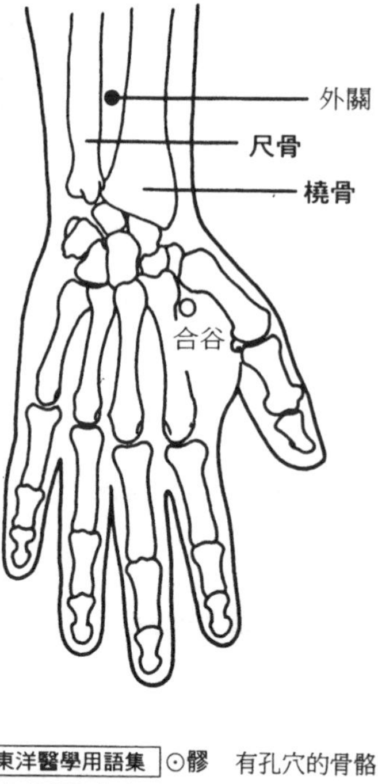

②換手，這次用左手拇指壓按右手的外關，從左側開始大大地轉動頭部，然後從右邊同樣轉動一次。

除了頭痛、偏頭痛之外，外關對脖子肌肉或肩膀疼痛、寫字過度引起的手指痙攣、耳鳴、重聽、牙痛、低血壓等也有不錯的療效。

東洋醫學用語集 ⊙髎　有孔穴的骨骼。【例】次髎＝第2個孔穴，也就是位於第2仙骨孔的穴道。

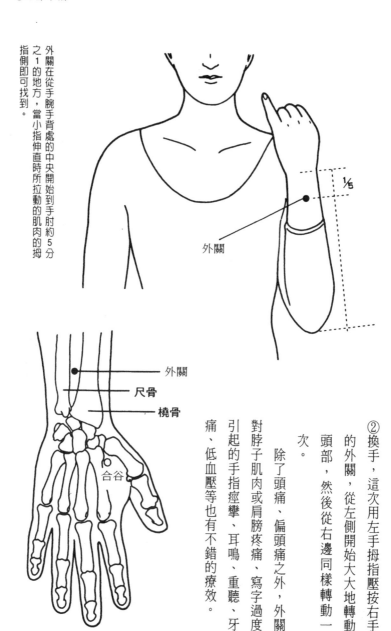

後頭部疼痛

壓按崑崙穴並轉動脖子

後頭部疼痛的時候就一邊指壓崑崙穴，一邊轉動脖子。

崑崙的名稱是取自於位於中國西方的靈山「崑崙山」，即位於身體高處，也就是對頭部的異常具有療效的穴道。

可以在腳踝的外果（外踝骨）和阿基里斯腱之間的凹陷部位找到。

①首先，用左手拇指壓按左腳踝的崑崙穴約二～三個呼吸時間，然後慢慢地從左側開始大大轉動頭部，從右側開始也是一樣。

②然後，用右手拇指壓按右腳踝的崑崙穴約二～三個呼吸時間，然後慢慢地從左側開始大大轉動頭部，從右側開始也是一樣。

除了對頭痛、腦充血、高血壓、眼睛酸痛有效果之外，崑崙對腰痛、足部疼痛、腳關節炎等也都有不錯的療效。

●崑　崙

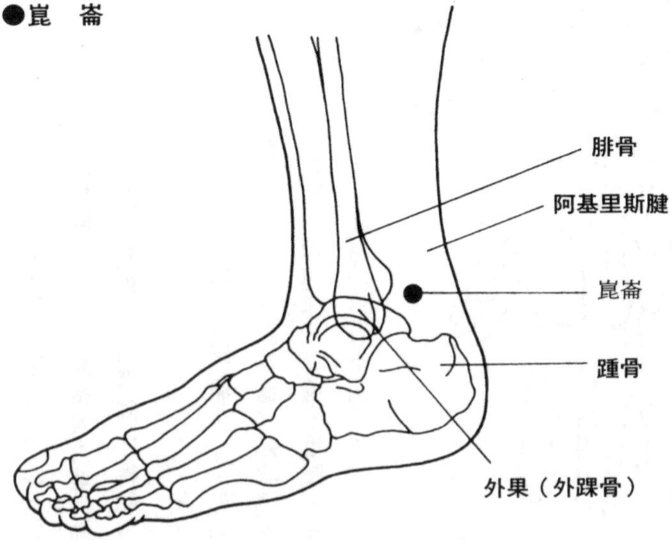

東洋醫學用語集 ⊙關　關口、關閉、隔開的意思。【例】外關＝位在橈骨和尺骨之間的封閉處的穴道。

1

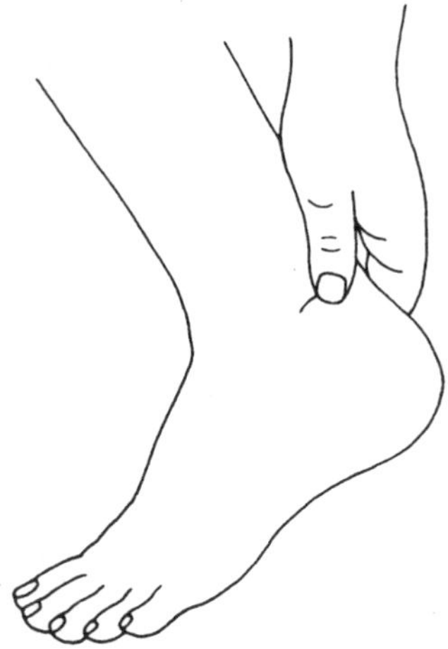

2

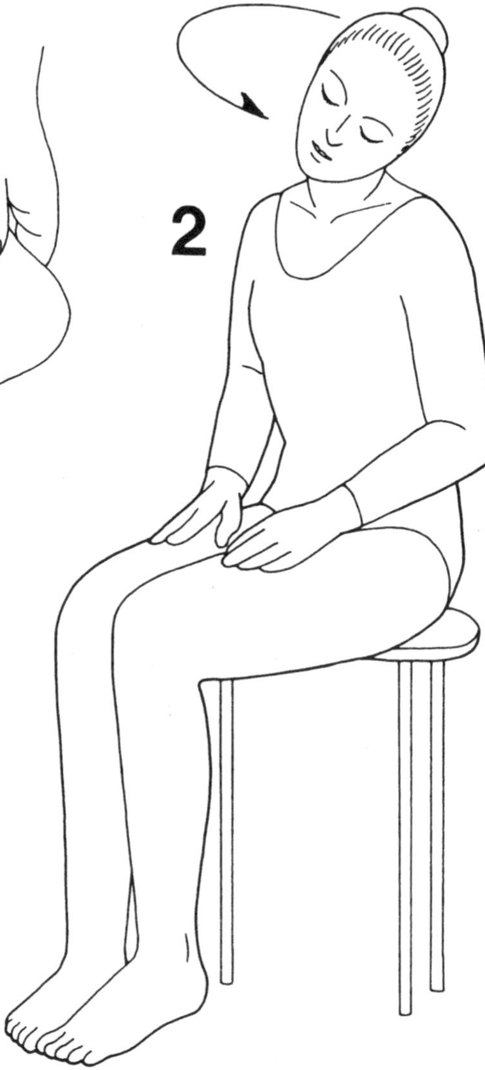

用左手拇指壓按左腳踝的崑崙穴，接著再慢慢地大大地轉動頭部。

然後用右手拇指壓按右腳踝的崑崙穴，然後再慢慢地大大地轉動頭部。

東洋醫學用語集 ⊙肓　藥效無法到達的地方。【例】膏肓。「病入膏肓」就是指藥效無法治療的地方，同名的穴道就是其主治穴道。

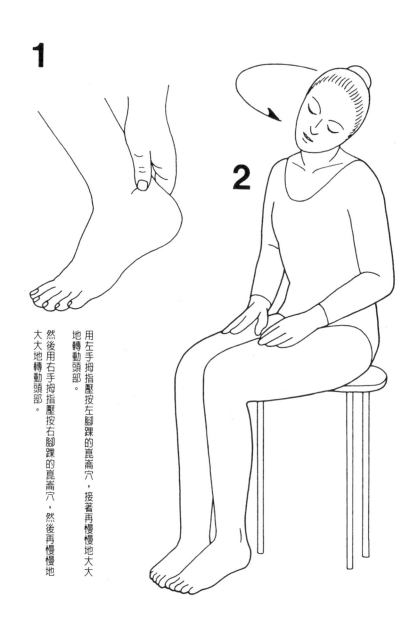

壓按湧泉穴並轉動脖子

頭頂部疼痛的時候就指壓腳底的湧泉穴，一邊轉動脖子。

湧泉的「湧」也好，「泉」也好，都是指水湧現出來的意思，就如文字所述，此乃表示生命之泉湧現處的穴道。

位在腳底，當腳趾彎曲的時候在腳掌心前方會有一個凹陷處，而穴道就在此處。

①首先，用右手拇指壓按左腳底的湧泉穴約二～三個呼吸時間，然後慢慢地從左側開始大大地轉動頭部，從右側開始也是一樣。

②然後，用左手拇指壓按右腳底的湧泉穴約二～三個呼吸時間，然後慢慢地從左側開始大大地轉動頭部，從右側開始也是一樣。

湧泉是跟腎臟病息息相關的穴道，對於頭痛、熱病、腦充血、高血壓、眼花、腰痛、體力衰弱的預防也有不錯的效果。

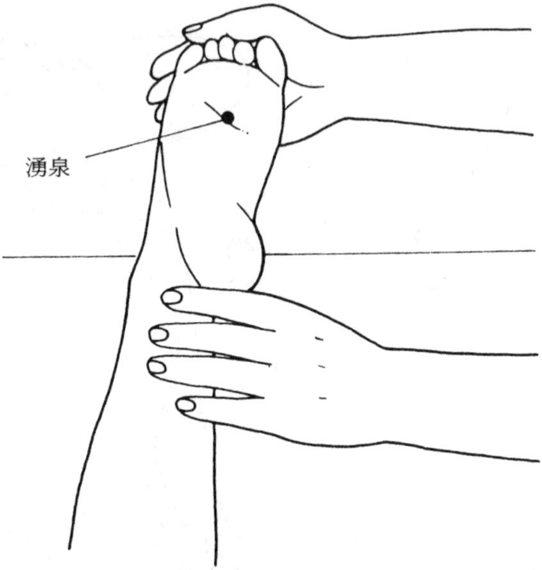

湧泉可在腳底中央稍前方，彎曲腳趾時最為凹窪的地方找到。

東洋醫學用語集 ⊙臑　豬羊的前腳和肩部相接的柔軟部位，人體的話則表示三角肌、上腕部。【例】臑會＝位於上臂的穴道。

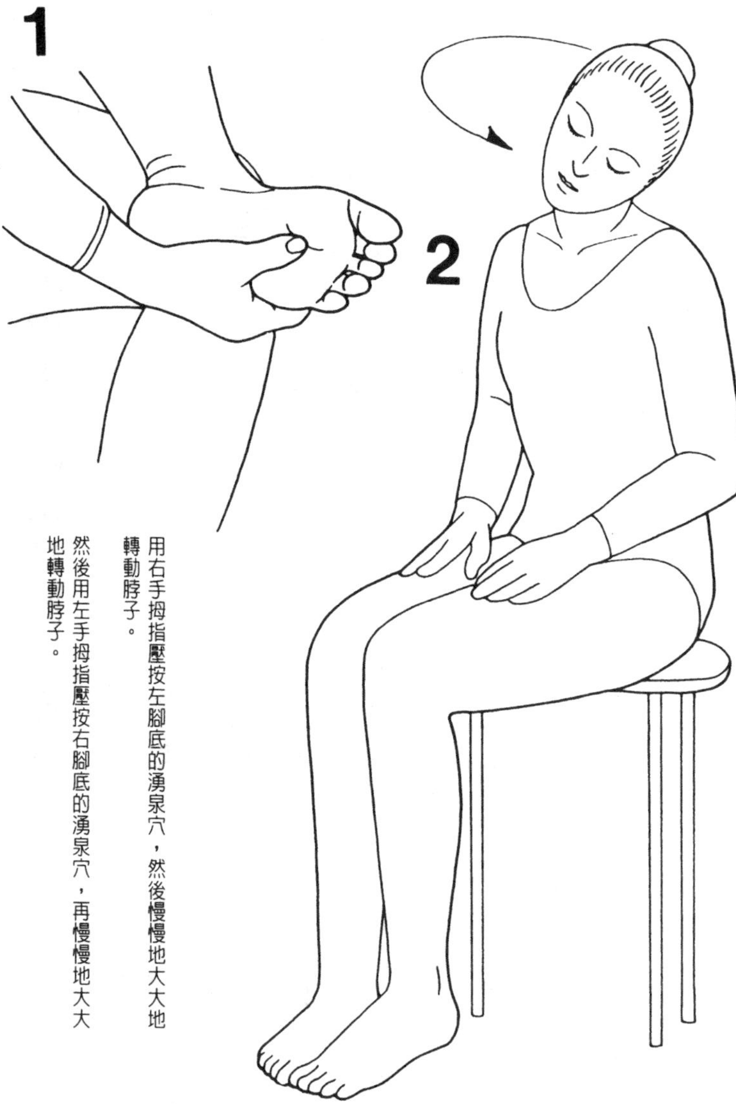

用右手拇指壓按左腳底的湧泉穴，然後慢慢地大大地轉動脖子。

然後用左手拇指壓按右腳底的湧泉穴，再慢慢地大大地轉動脖子。

東洋醫學用語集 ⊙膈　胸部和腹部之間的間隔，相當於橫膈膜。【例】膈俞＝接附著於橫膈膜的臟器的主治穴道。

整個頭疼痛

用兩手輕輕捶打脖子後側

整個頭都痛的時候就稍微叉開手指，用小指側輕輕捶打脖子後方（圖1），從上到下捶打數次之後再慢慢地轉動脖子，從左到右，再從右到左（圖2）。

1

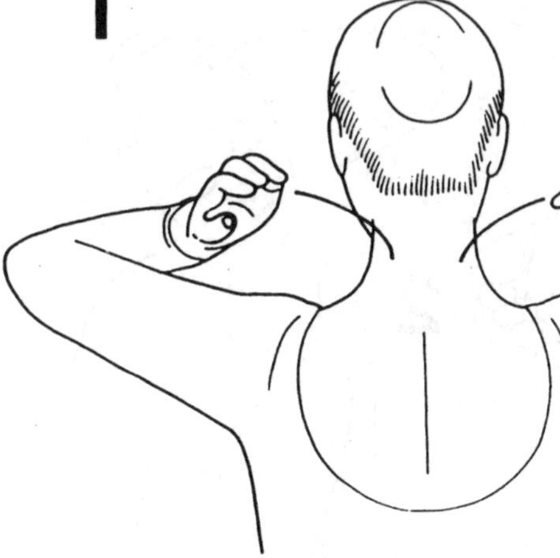

用雙手的小指側輕輕捶打脖子後側，從上到下。

2

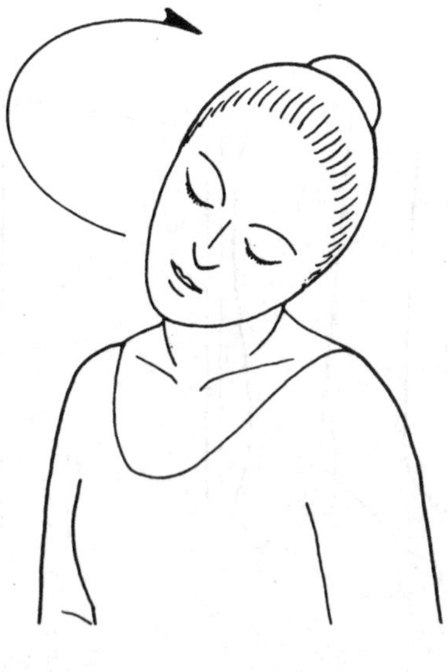

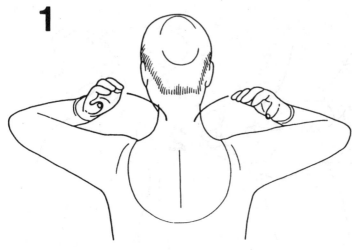

東洋醫學用語集 ⊙窗　窗戶、氣的出入口。【例】目窗＝意謂著通過眼睛的地方，故此乃表示眼部疾病主治穴的穴道。

第四章

治療肩膀酸痛

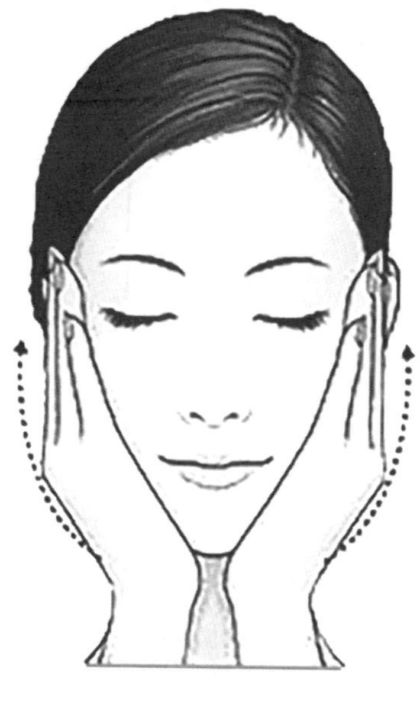

對肩膀酸痛有效果的穴道一覽

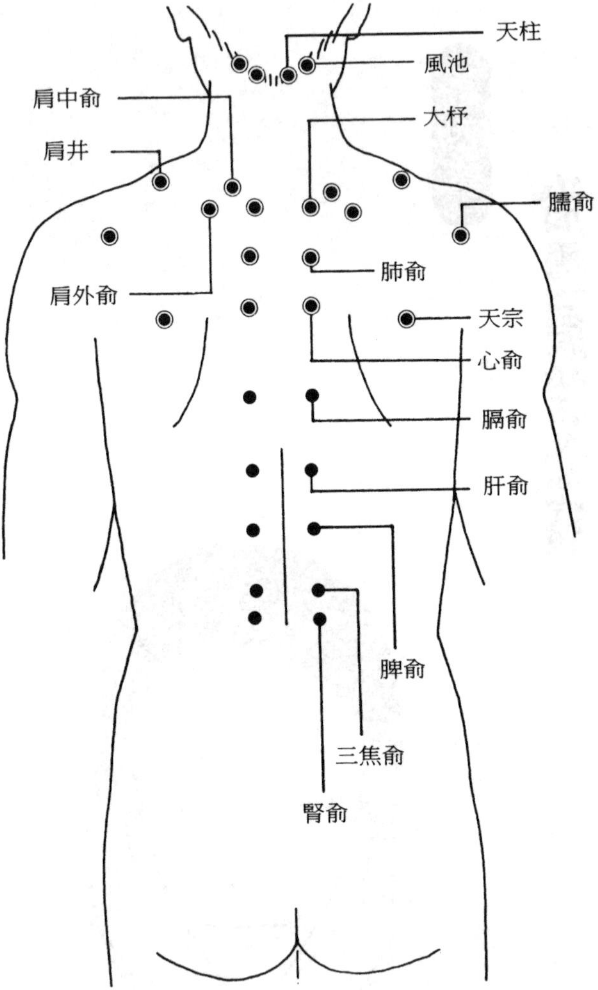

⊙是特別有效果的穴道

⊙天柱

⊙風池

⊙肩井

⊙肩中俞

⊙肩外俞

⊙移動合谷

●臑會

●手五里

⊙曲池

●青靈

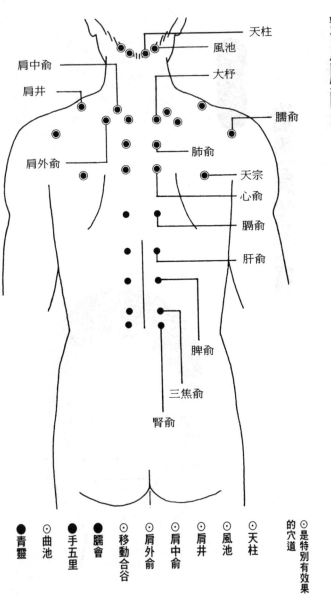

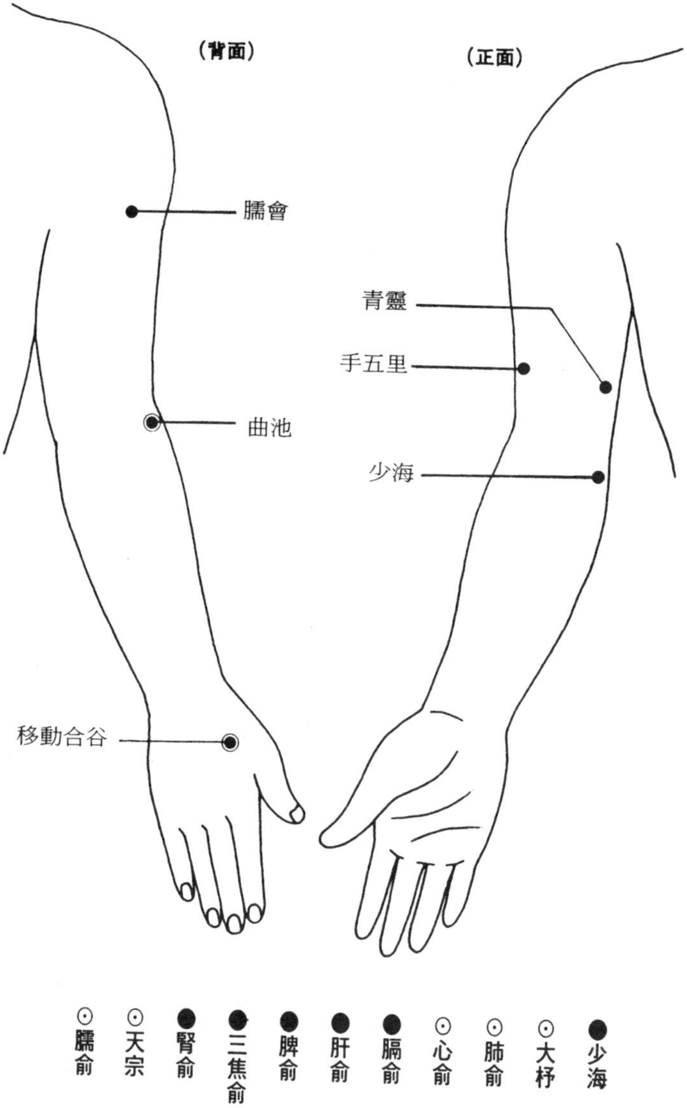
(背面)
(正面)
臑會
曲池
移動合谷
青靈
手五里
少海
臑俞
天宗
腎俞
三焦俞
脾俞
肝俞
膈俞
心俞
肺俞
大杼
少海

以穴道療法治療肩膀酸痛、手腕發麻

就像自古以來「四十腕、五十肩」（四十歲時手腕疼痛，五十歲時肩膀酸痛）等之類的說法一般，肩部酸痛可說是老化現象的一種症狀，不過，近年來在就算是在二十多歲的上班族和職業婦女之中，患有「肩膀酸痛」的人卻也是越來越多了。

肩膀酸痛時的處理

按摩脖子後面的肌肉 ⬅ ⇓P103

按摩脖子側面的肌肉 ⬅ ⇓P104

壓按天柱穴 ⬅ ⇓P105

一般而言，所謂的肩膀酸痛是指從脖子後方到肩甲骨上方、整個背部的僵硬酸痛和疲勞感而言，這個大多是由於長時間維持同樣姿勢，如事務性等工作而引起的，只要趁著工作空暇，即使只有數分鐘也好，動動脖子和肩膀、轉轉手腕和肩部就可以有相當不錯的預防效果了，此外，結束繁忙的一天之後，優閒地泡泡澡以消除緊繃的肌肉，這也是有效預防肩膀酸痛的保養之道。

如果怠惰這些保養、勉強維持無理的姿勢、過度緊繃肌肉的話，就會導致從脖子到肩膀、手腕、手指之間的發麻或疼痛，也會引起輕微的運動障礙，這就稱之為頸腕症候群，這是指在頸椎或椎間板（位在頸椎之間，具有緩衝彈力的效用）的部位發生異

東洋醫學用語集 ⊙靈　靈魂、精神。【例】承靈＝精神神經症的主治穴道。

壓按風池穴 ⇓ P106
← 按摩肩膀肌肉 ⇓ P107
← 壓按肩井穴 ⇓ P108
← 壓按肩中俞穴 ⇓ P110
← 壓按肩外俞穴 ⇓ P112
← 按摩肩膀後面的肌肉 ⇓ P114
← 壓按移動合谷穴 ⇓ P116

上臂到前腕酸痛

壓按臑會穴 ⇓ P118
← 壓按手五里穴 ⇓ P120
← 壓按曲池穴 ⇓ P122
← 壓按前腕的拇指側 ⇓ P128
← 壓按前腕的手背 ⇓ P129
← 實行手腕神經的伸展① ⇓ P132

東洋醫學用語集 ⊙承　承受、撈舀。【例】承泣＝承受眼淚的意思，位於下眼瞼眼窩緣的穴道。

手肘到下方小指側酸痛

壓按青靈穴 ⇓P124
⬅
壓按少海穴 ⇓P126
⬅
壓按前腕的小指側 ⇓P130
⬅
實行手腕神經的伸展② ⇓P134

手肘到下方拇指側酸痛

壓按前腕的正面 ⇓P131
⬅
實行手腕神經的伸展③ ⇓P136

常，連接到指尖處的神經遭受到壓迫，或者是由於肌肉的緊繃而導致血管或神經遭到壓迫所引起的疾病，如果症狀尚輕的話是可藉由穴道療法或熱敷來獲得改善的，但情況嚴重的時候則必須接受專業醫生的診療了。

不論是哪一個，為了避免使肩膀酸痛演變成慢性化疾病，不要累積疲勞是相當重要的，這裡所介紹的穴道療法主要是針對辦公室而言，對於鬆緩其容易引發的肌肉酸痛和僵硬有著相當的效果，請參照從前頁開始的、依症狀類別所示的流程表，立刻著手試試看吧。

東洋醫學用語集 ⊙委　委託、彎曲、委靡。【例】委中＝位於膝蓋彎曲時所產生的橫紋的正中央的穴道。

肩膀酸痛

按摩脖子後側的肌肉

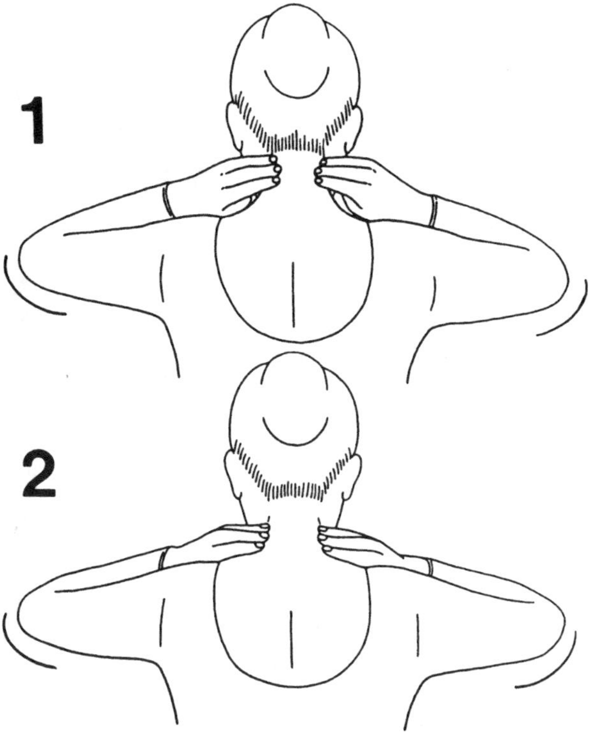

當脖子到肩膀之間的肌肉僵硬疼痛時就以下面的處理方式予以鬆緩肌肉吧。

左右各用食指、中指、無名指這3根手指由上到下（從脖子上部到肩膀為止）按摩脖子後方的肌肉。

①要領是要用指尖柔軟的部分確實地壓按肌肉，運用整隻手進行搓揉般的按摩3～4次。

②然後將按摩的位置往下挪，同樣進行按摩。

就這樣按摩到肩膀之後就再次回到脖子上方，重複按摩一次。

東洋醫學用語集 ⊙睛　瞳孔。【例】睛明＝去除眼睛遮蔽而使之看得更清楚的意思，眼部疾病的主治穴道。

肩膀酸痛

按摩脖子側面的肌肉

左側用右手、右側用左手，分別以食指、中指、無名指這3根手指由上到下按摩脖子側面的肌肉，按摩到下方時就由上到下再重複一次，左側按摩完後，右側也以同樣方式按摩。

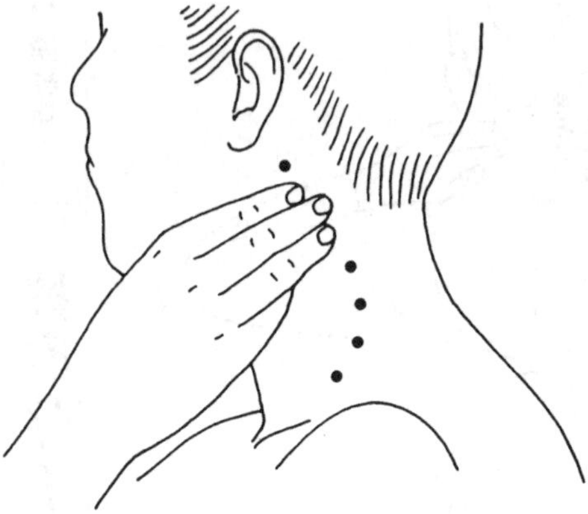

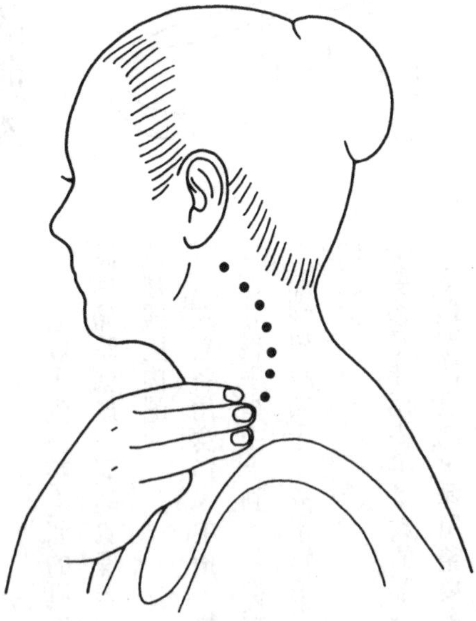

東洋醫學用語集 ⊙里　路程，聚集眾多氣血之處。【例】三里／五里＝反應第3、第5強烈的穴道。

肩膀酸痛

壓按天柱穴

左右各以食指或拇指壓按位於後頸部上的天柱穴。

（關於天柱的解說請參照P60）

1

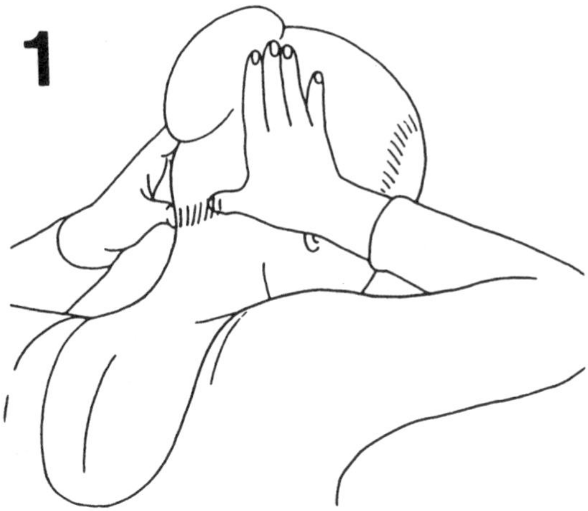

左右兩手的拇指（食指也可以）壓按在穴道上，頭部向後彎，一邊施加力道。

2

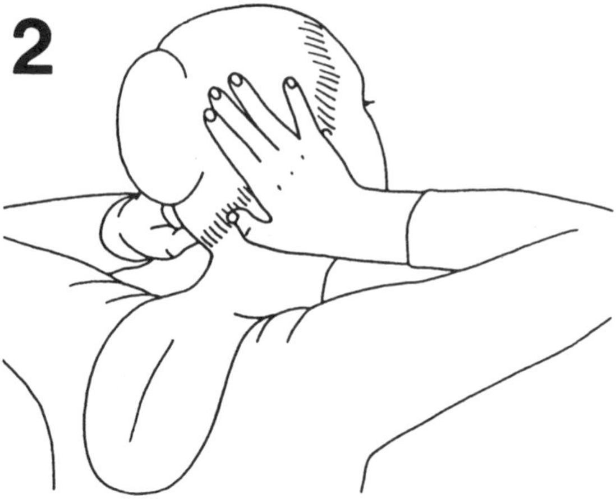

壓按約兩個呼吸的時間，休息一個呼吸之後再重複做一次。

東洋醫學用語集 ⊙曲　彎曲的地方。【例】曲池＝肘關節彎曲的時候，位在上腕骨和橈骨之間形成的凹陷部的外側的穴道。

肩膀酸痛

壓按風池穴

左右各以食指或拇指壓按位於脖子後側的風池穴。

（關於風池的解說請參照P62）

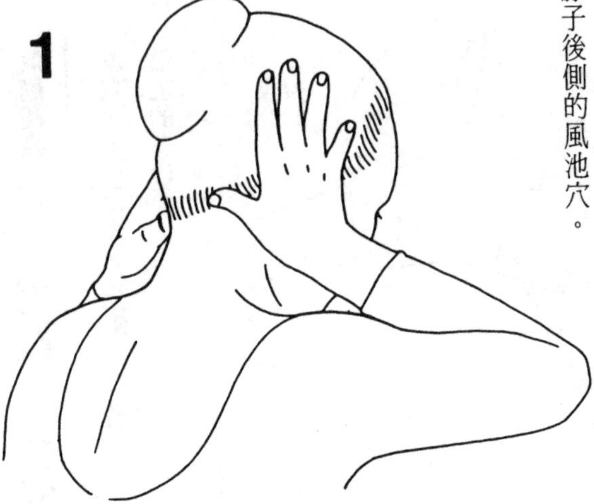

左右兩手的拇指（食指也可以）壓按在穴道上，頭部向後彎，一邊施加力道。

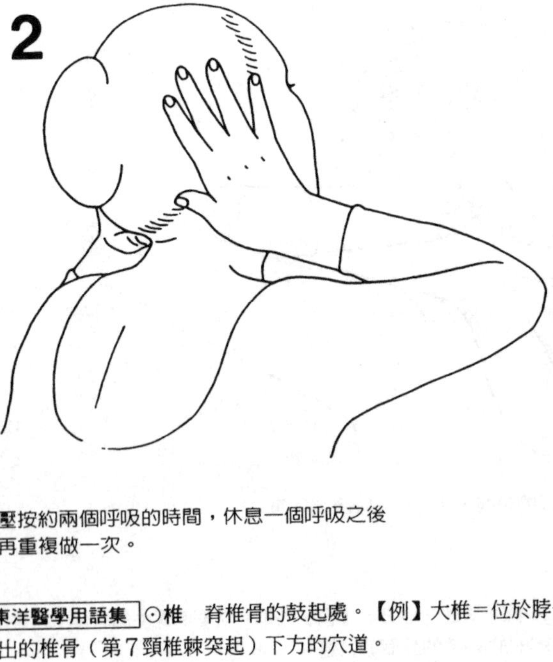

壓按約兩個呼吸的時間，休息一個呼吸之後再重複做一次。

東洋醫學用語集 ⊙椎　脊椎骨的鼓起處。【例】大椎＝位於脖子向前彎時最為突出的椎骨（第7頸椎棘突起）下方的穴道。

肩膀酸痛

按摩肩膀肌肉

①右手放在左肩上，用食指、中指、無名指這3根手指從前到後按摩肩膀肌肉，指尖柔軟的部位要確實地壓按在肌肉上，從手肘開始轉動整隻手臂。

②然後換左手放在右肩上，以同樣的動作按摩右肩。

1

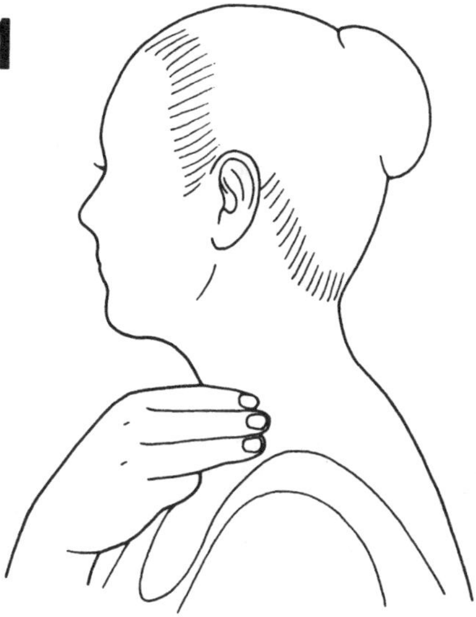

2

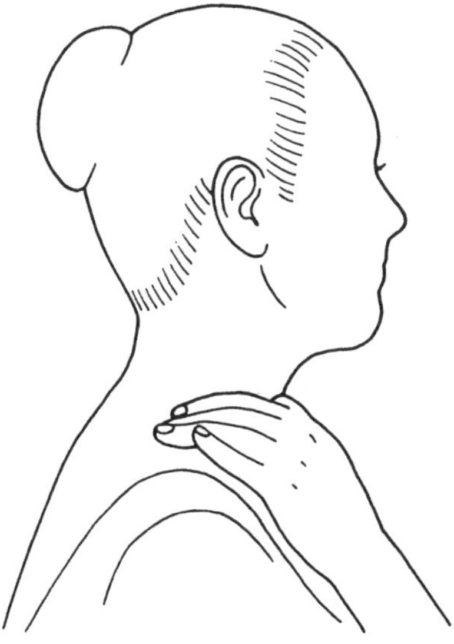

東洋醫學用語集 ⊙**瞳子**　瞳孔、眼睛。【例】瞳子髎＝瞳孔的正側邊，位於頰骨眼窩緣凹陷部的穴道。

肩膀酸痛

壓按肩井穴

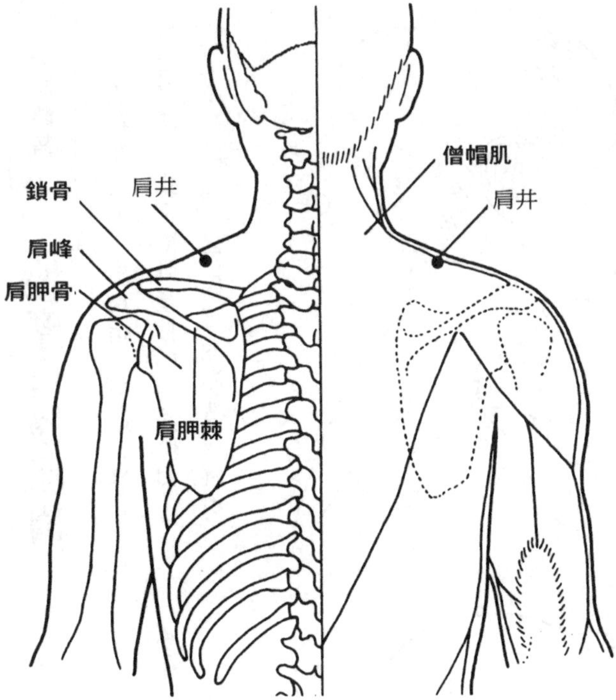

右手放在左肩上，用食指或中指壓按肩井穴。

接下來換左手放在右肩上，同樣指壓右肩的肩井穴。

當將手指併攏放在相反側的肩膀上時，中指所在的位置就是**肩井**穴，剛剛好位於肩胛骨、鎖骨、頸椎部之間，像被井欄杆包圍起來的正中央處，是意謂著從這裡宛如井口一般，湧出環繞著肩部的能量的穴道。

除了頭痛、肩膀酸痛之外，對頸腕症候群、五十肩、腦充血、高血壓、眼睛充血、牙痛、神經衰弱等也都有不錯的效果。

東洋醫學用語集 ⊙頂　頭的上部。【例】前頂＝位在頭上部（頭頂）之前的穴道。

右手放在左肩上，壓按中指所觸碰的地方約二～三個呼吸時間。

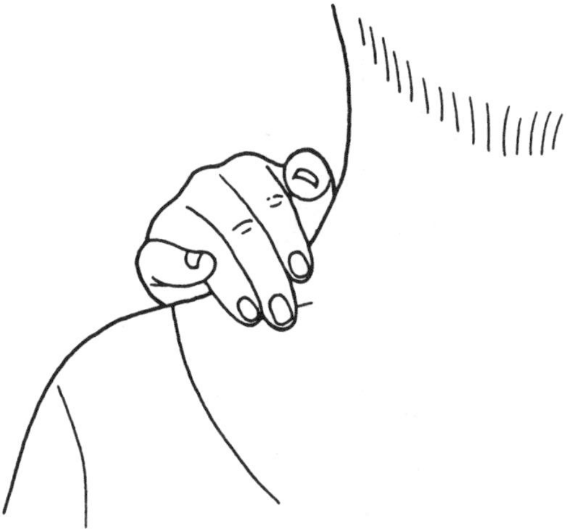

休息一個呼吸，再重複做一次。

然後將左手放在右肩上，壓按中指所觸碰的地方約二～三個呼吸時間。

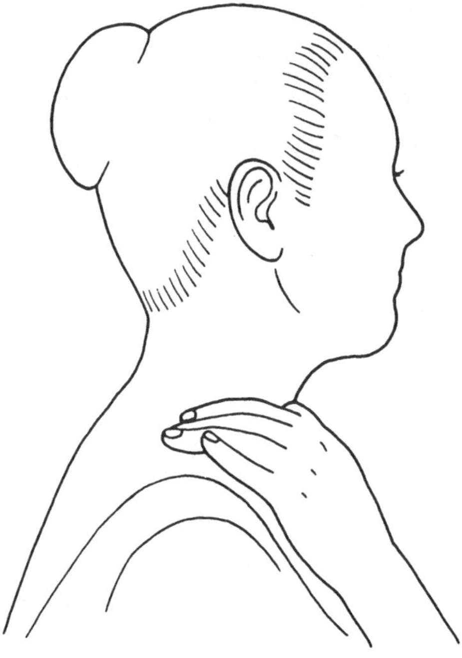

休息一個呼吸，再重複做一次。

東洋醫學用語集 ⊙**海**　海洋、（河流）注入的地方、氣血合流的地方。【例】少海＝位於肘關節內側的穴道。

肩膀酸痛

壓按肩中俞穴

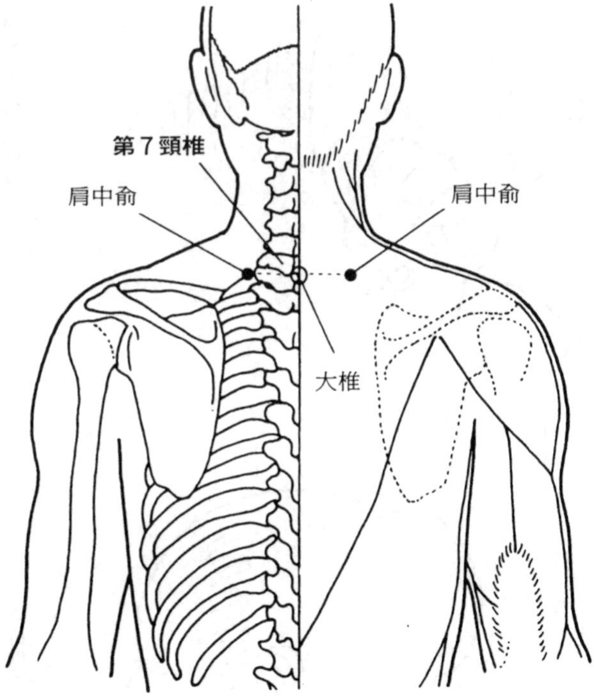

就像前頁一般，將手放在相反側的肩膀上，指壓左右的肩中俞穴。

肩中俞的「俞」和癒（治療）是同意義的，也就是說，這是表示肩部中心的治癒穴，意謂著治療脖子、肩膀、手腕疾病的穴道。

當脖子向前彎的時候，在脖子上部會有一塊往後突出的大骨頭，這就是第7頸椎，在這之下的凹窪處有一個稱之為大椎的穴道，肩中俞就在大椎外側約4公分的地方可以找到。

對頭痛、肩膀酸痛、頸腕症候群、上肢神經痛以及麻痺、五十肩、睡眠姿勢不佳引發的疼痛等都具有不錯的療效。

東洋醫學用語集 ⊙**殷**　非常、受到、疼痛。【例】殷門＝意謂會表現出疼痛的穴道。

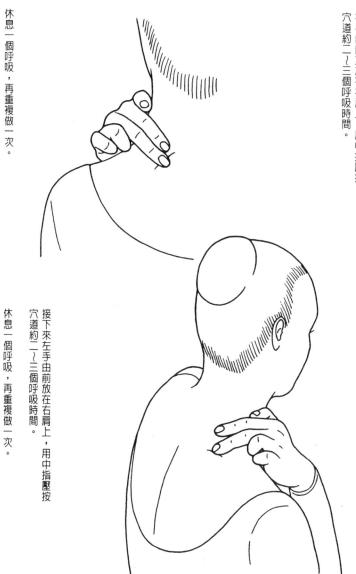

右手由前方放在左肩上，用中指壓按穴道約二～三個呼吸時間。

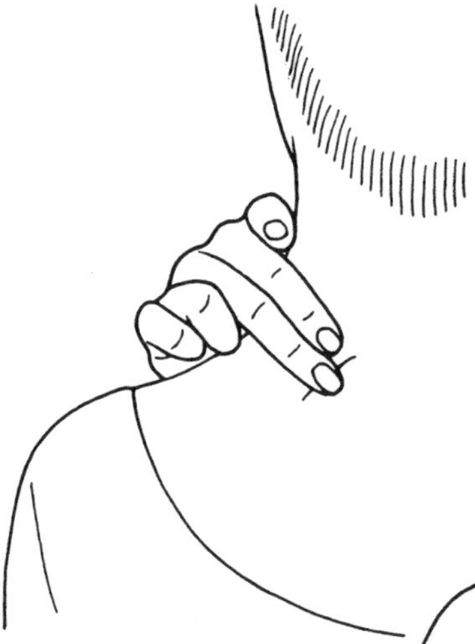

休息一個呼吸，再重複做一次。

接下來左手由前放在右肩上，用中指壓按穴道約二～三個呼吸時間。

休息一個呼吸，再重複做一次。

東洋醫學用語集 ⊙**扶**　幫助、守護、支撐。【例】承扶＝承受支撐身體的意思，位於大腿上部、臀溝中央的穴道。

壓按肩外俞穴

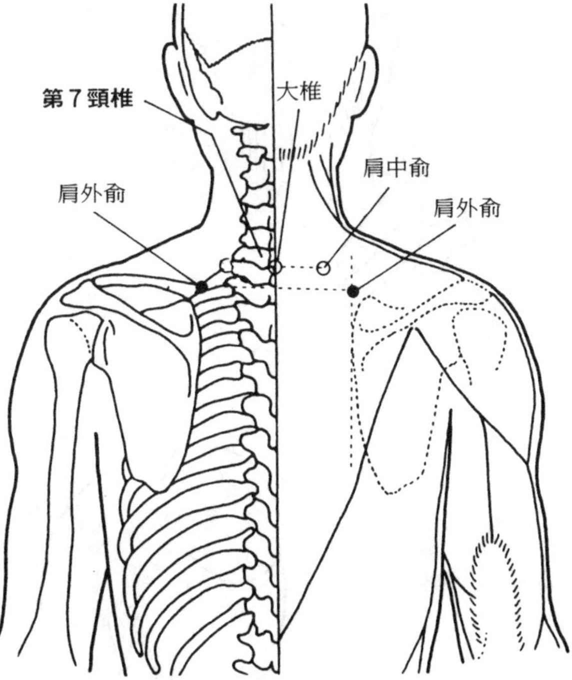

就像前頁一般，將手放在相反側的肩膀上，一邊壓按肩外俞穴，一邊活動肩膀。

肩外俞的「俞」和癒（治療）同義，也就是說，這是意謂著位於肩膀外側的治癒穴。

在第7頸椎骨（脖子向前彎時一塊往後突出的大骨頭）下方窪凹處（大椎）的更下方凹處外側、和肩胛骨內側線所交會的地方可以找到，壓按此處並且上下活動肩膀，可以發現指尖會觸碰到肩胛骨的骨角。

對頭痛、肩膀酸痛、頸腕症候群、支氣管炎等都有療效。

東洋醫學用語集 ⊙巨　大的。【例】大巨＝身體部最大的地方之意，位於下腹部最為鼓起突出的部分的穴道。

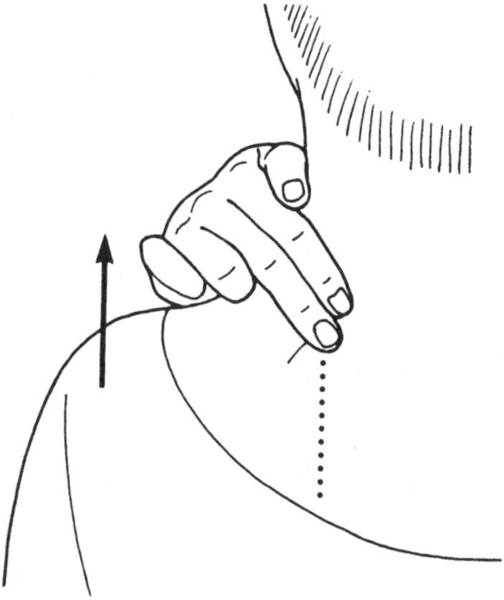

壓按肩外俞並上下活動肩膀，可以觸碰到肩角骨的骨角。

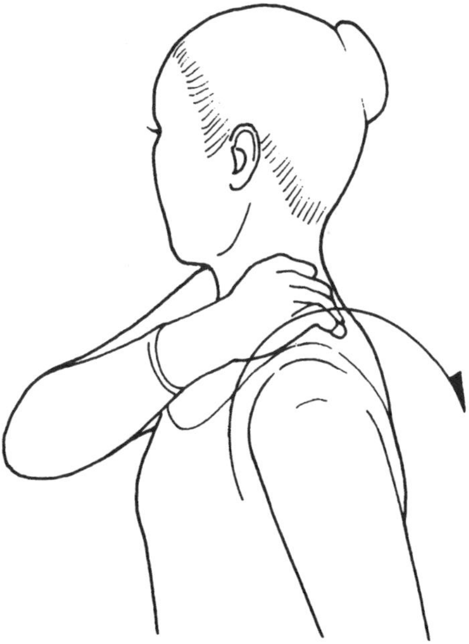

右手放在左肩上，一邊用中指壓按穴道，一邊輕輕轉動肩膀。

接下來換手，左手壓在右肩穴道上，一邊轉動肩膀。

東洋醫學用語集 ⊙陵　丘、膨脹部。【例】陽陵泉＝位於膝關節外側膨脹鼓起之處的穴道。

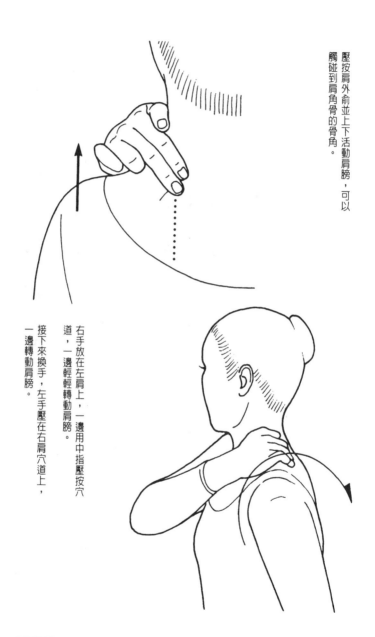

按摩肩膀後側的肌肉

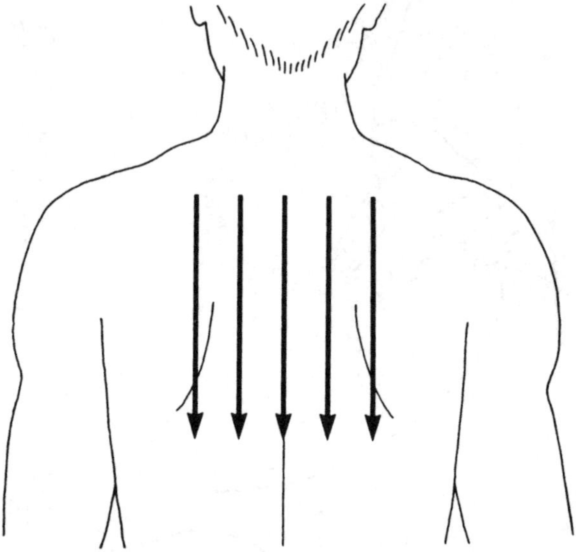

這是可以在自家進行的馬殺雞，準備一個包捲了毛巾的瓶子，朝上仰躺著。

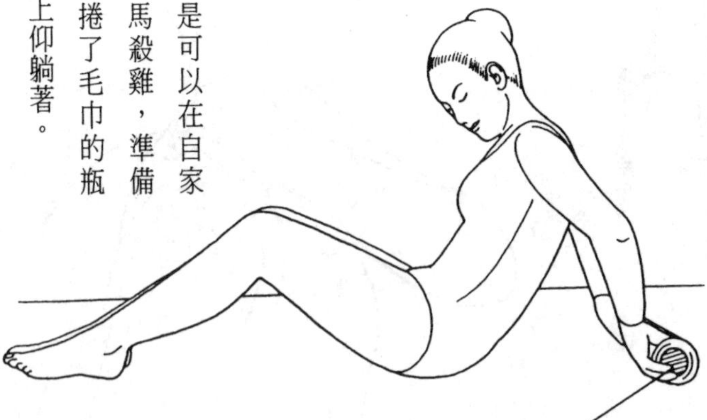

東洋醫學用語集 ⊙容　進入。【例】不容＝意謂著不想讓食物進入的意思，經常會表現出食慾不振的穴道。

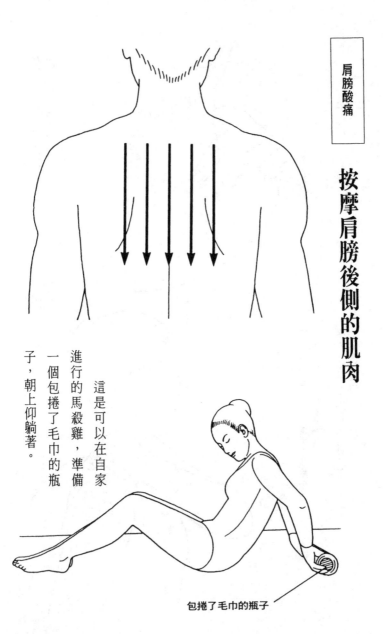

1

將包捲了毛巾的瓶子放在肩膀下方，輕輕加壓上體重的力量。

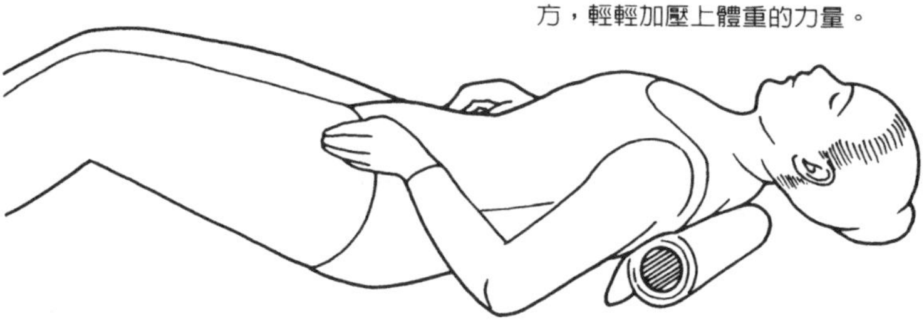

2

一邊按摩肌肉，慢慢地往背部下方移動。

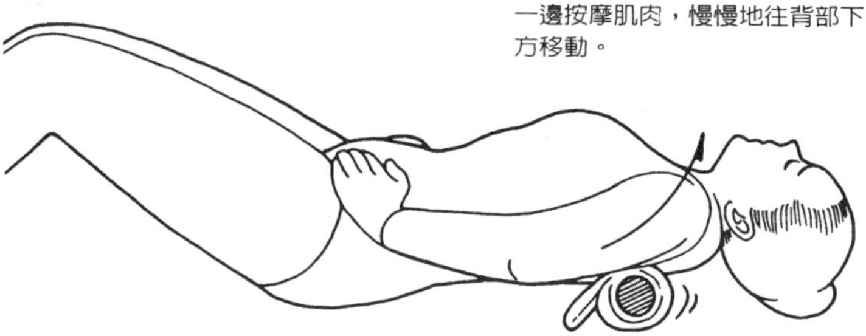

3

到達肩胛骨下方時就返回起點，再重複做一次。

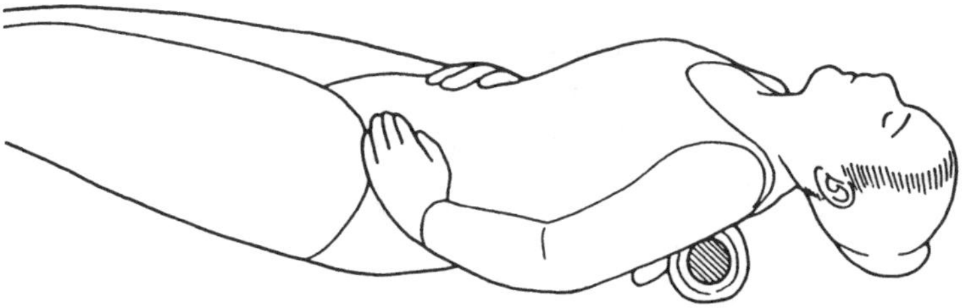

東洋醫學用語集 ⊙井　水井、井欄杆、圍柵。【例】肩井＝在上肩部、肩胛骨、鎖骨、頸椎之間，像是被井欄杆包圍起來的部分。

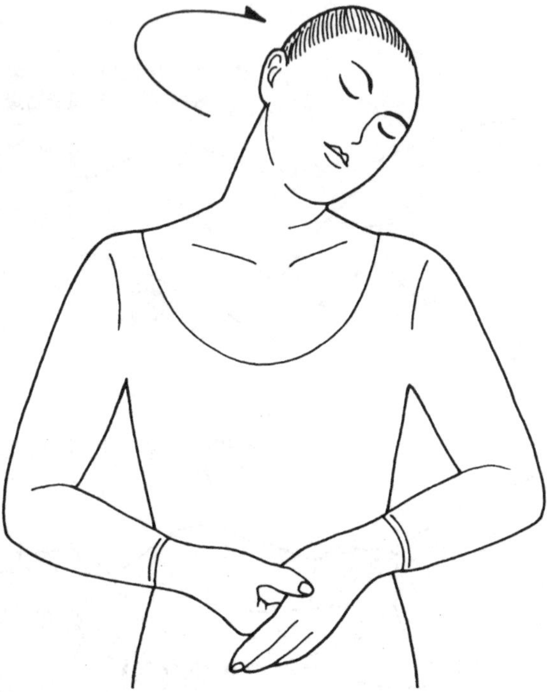

壓按移動合谷穴

一邊壓按移動合谷穴，一邊轉動脖子。

移動合谷在合谷（P88）的附近，有效果的療點會依症狀不同而有所移動，故因而有這個名稱。

在第2中手骨的拇指側有在身體出現異常時一壓按就會感到疼痛的點，當脖子和肩膀酸痛的時候，在靠近指尖的地方會覺得疼痛。

①當右側肩膀或脖子疼痛的時候就用右手拇指壓按左手的移動合谷穴，並且一邊大大地由左開始轉動頭部，接下來從右側也是一樣的方式。

②當左側肩膀或脖子疼痛的時候就用

東洋醫學用語集 ⊙百會 【督脈】腦充血、高血壓、頭痛、眼花、耳鼻疾病、眼部疾病、頸肩酸痛、腰痛、坐骨神經痛、自律神經失調症。

當右側肩膀或脖子覺得痠疼的時候在左手的移動合谷會有一個療點，而如果是左側的話就會在右手出現療點。

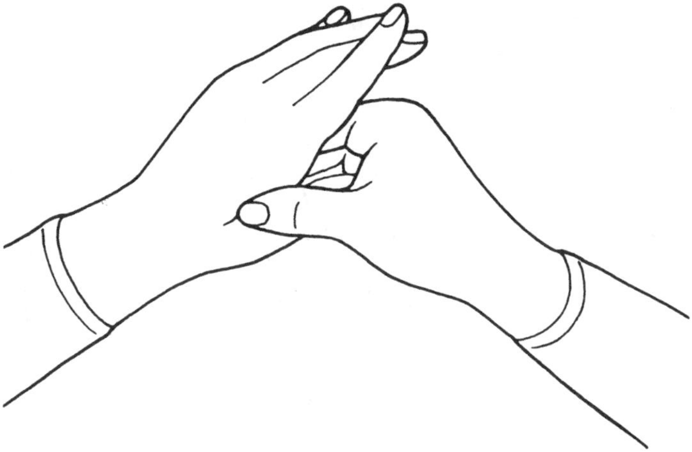

●移動合谷

左手拇指壓按右手的移動合谷穴，並且一邊大大地由左開始轉動頭部，接下來從右側也是一樣的方式。

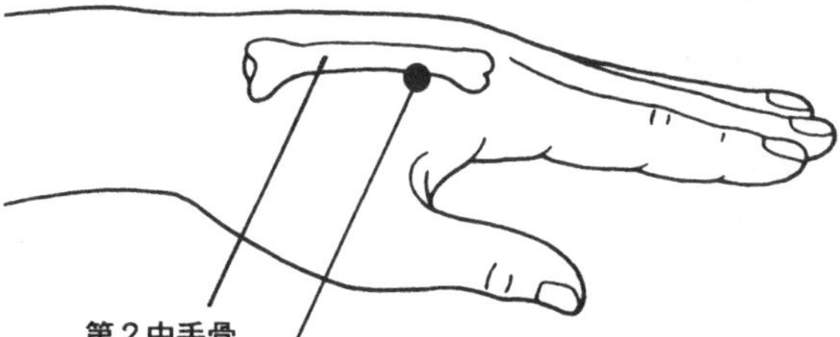

東洋醫學用語集 ⊙前頂　【督脈】腦充血、高血壓、腦貧血、頭痛、眼花、耳鳴、蓄膿症、眼睛充血、自律神經失調症。

壓按臑會穴

（手腕後側）

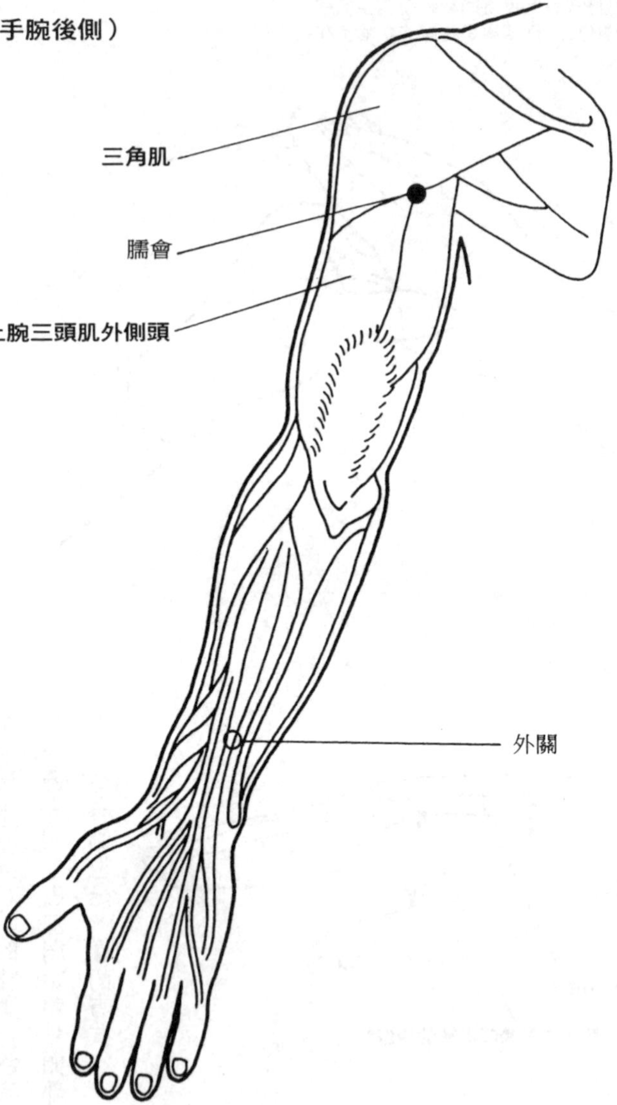

東洋醫學用語集 ⊙顖會　【督脈】腦部疾病、腦貧血、昏迷不醒、頭痛、眼花、鼻塞、蓄膿症、眼痛、眼睛充血。

緩緩地施加力量，當到達覺得舒適的強度時，就維持此力道壓按約兩個呼吸的時間。

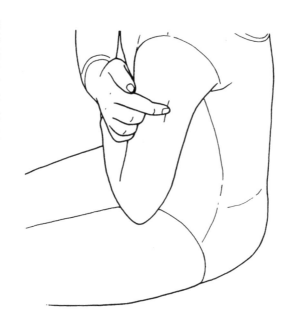

然後放鬆力氣，休息一個呼吸後再壓按一次。

這是治療從脖子到肩膀、手腕感到疼痛發麻時有效的穴道療法。

從上臂後側到前腕外側之間感到疼痛的時候，就指壓感到疼痛那一側的手腕穴道。

一開始先指壓臑會穴。

臑會的「臑」是肩膀到手肘之間的上腕部，「會」是會合、關鍵的意思，也就是說，這是位於上腕柔軟部位的重要穴道。

伸直手肘時在上腕後側會有一條緊繃的肌肉（上腕三頭肌外側頭），沿著這條肌肉往上到肩膀處，在手腕上端有一塊三角肌，一壓按就會感到一股疾馳而過的疼痛感，而這裡就是臑會。

臑會對五十肩、頸腕症候群、手腕發麻或疼痛都有著極佳的療效，除此之外對睡姿不佳而引起的疼痛、頭部撞傷後遺症、肋間神經痛等也都具有療效。

東洋醫學用語集 ⊙上星　【督脈】眼痛、眼睛充血、視力減退、蓄膿症、鼻塞、腦充血、高血壓、精神神經症、熱病。

上臂到前腕酸痛

壓按手五里穴

（手腕拇指側）

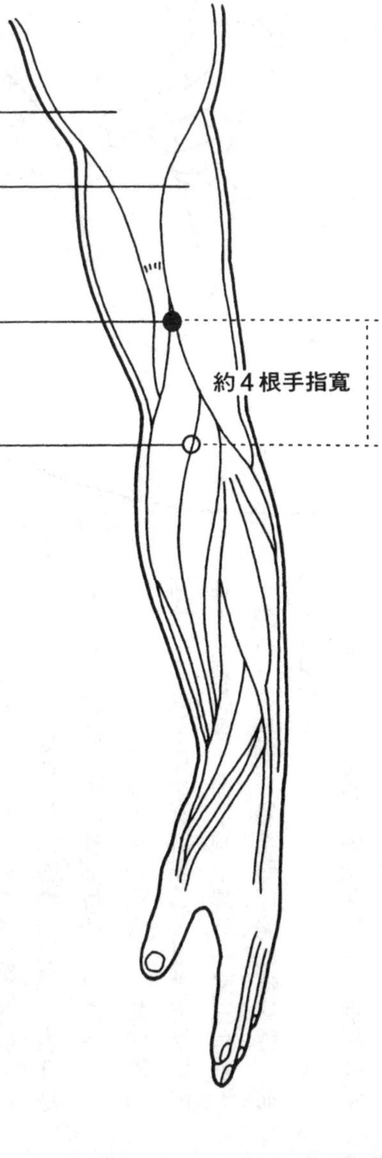

東洋醫學用語集 ⊙神庭　【督脈】頭痛、眼花、腦貧血、失眠症、嘔吐、眼睛充血、眼痛、視力減退、蓄膿症、鼻塞、顏面神經麻痺。

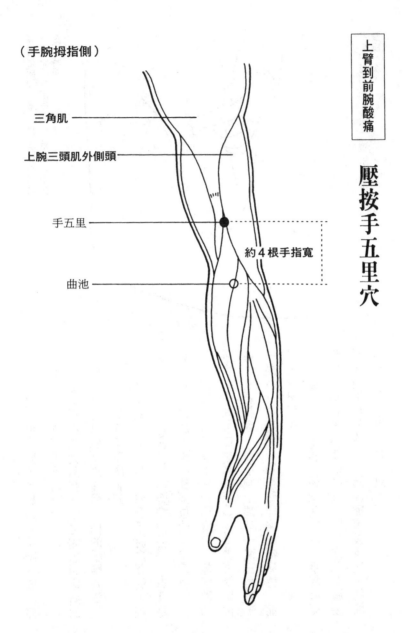

緩緩地施加力量，當到達覺得舒適的強度時，就維持此力道壓按約兩個呼吸的時間。

然後放鬆力氣，休息一個呼吸後再壓按一次。

這是治療從脖子到肩膀、手腕感到疼痛發麻時有效的穴道療法。

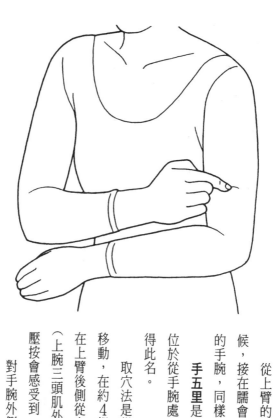

從上臂的後側到前腕外側之間疼痛的時候，接在臑會（P119）之後，在感到疼痛側的手腕，同樣進行指壓「手五里」。

手五里是在手腕外側重要的穴道之中，位於從手腕處開始數的第5個位置上，故而得此名。

取穴法是從曲池（P123）往肩關節方向移動，在約4根手指寬的上面可以找到，位在上臂後側從上往前下延伸的筋狀部位之中（上腕三頭肌外側頭和上腕肌之間），用手指壓按會感受到一股發麻的疼痛感。

對手腕外側的疼痛和發麻特別有效果，也運用在心臟病、肺炎、黃疸、牙痛、五十肩、風濕症等疾病上。

東洋醫學用語集 ⊙頭臨泣 【膽經】眼病的主治穴。劇烈的頭痛、眼花、鼻塞、神經衰弱。

上臂到前腕酸痛

壓按曲池穴

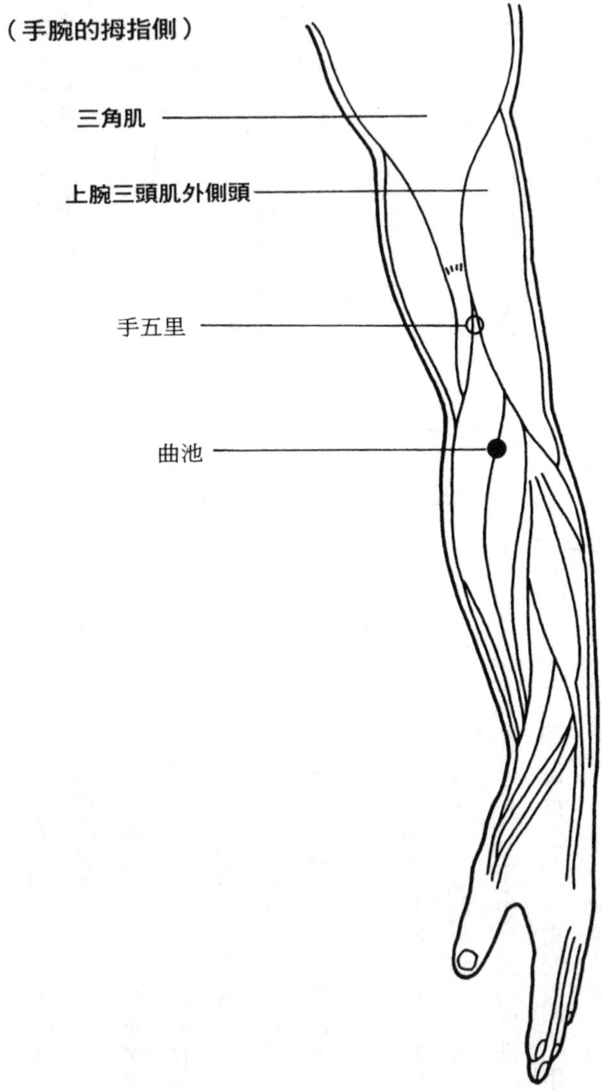

東洋醫學用語集 ⊙目窗　【膽經】眼球疼痛、眼部疾病的主治穴道。頭痛、偏頭痛、眼花、鼻塞、牙痛、神經衰弱。

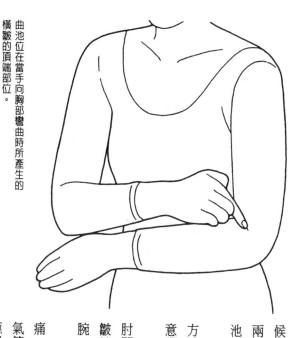

曲池位在當手向胸部彎曲時所產生的橫皺的頂端部位。

這是治療從脖子到肩膀、手腕感到疼痛發麻時有效的穴道療法。

從上臂的後側到前腕外側之間疼痛的時候，在連接在臑會（P119）、手五里（P121）兩穴側感到疼痛的手腕，同樣進行指壓「曲池」。

曲池的「曲」是彎曲，「池」是積水的地方，也就是凹陷的意思，因此，所謂曲池就是意謂位於手肘彎曲處的穴道之意。

取穴法是，把手彎曲靠在胸上的時候，在肘關節的外側會出現橫皺紋，而曲池就在這個皺紋的頂端處，用手指壓按的話從手肘到前腕、手腕、指尖到會流過一股發麻的疼痛感。

除了手腕疼痛和發麻之外，曲池是對頭痛、肩頸酸痛、眼睛疾病、胃痙攣、氣喘、支氣管炎，其他從胸部往上衍生的疾病也都可以應用得上的重要穴道。

東洋醫學用語集 ⊙正營　【膽經】精神神經症的主治穴。頭痛、偏頭痛、眼花、眼部疾病、鼻部疾病、牙痛、三叉神經痛。

手肘到下方小指側酸痛

壓按靑靈穴

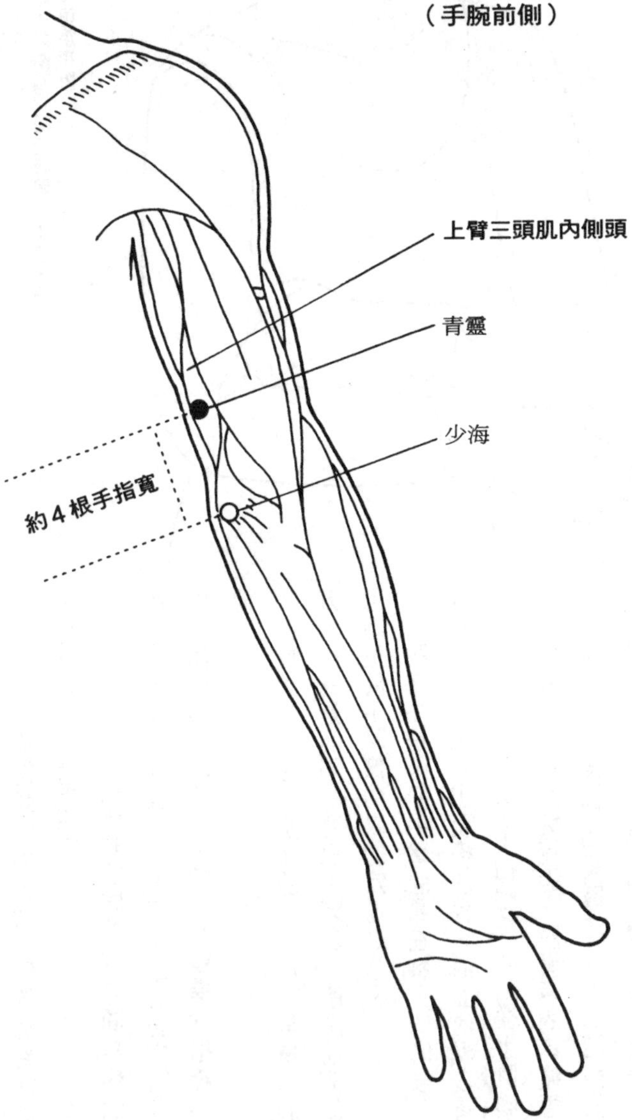

東洋醫學用語集 ⊙承靈　【膽經】腦部疾病及精神神經症的主治穴。頭痛、偏頭痛、眼花、鼻部疾病、牙痛、支氣管炎。

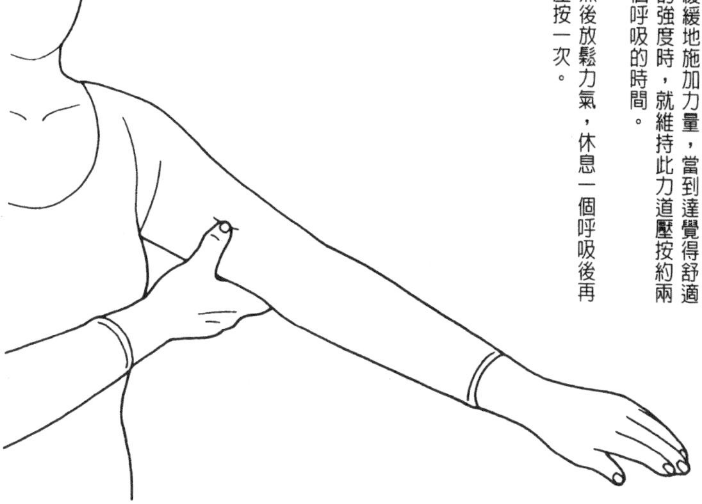

緩緩地施加力量，當到達覺得舒適的強度時，就維持此力道壓按約兩個呼吸的時間。

然後放鬆力氣，休息一個呼吸後再壓按一次。

這是治療從手肘到下方小指側感到疼痛或發麻時有效的穴道療法。

用另一隻手的拇指壓按位於患肢上臂內側的青靈穴。

青靈的「青」是草木生成的顏色、年少，「靈」是神、靈魂、生命、心臟的意思，也就是說，青靈在東洋醫學上就是意謂著「讓靈魂寄宿的心臟朝氣蓬勃起來」的意思。

青靈可在從少海（P127）往腋下方向移動約4根手指寬的位置處找到，當上臂上舉的時候在手肘到腋下中央處會出現筋溝，穴道就在這筋溝中，也就是在上腕肌和上腕三頭肌內側頭之間，壓按此處的話會有一股發麻般的疼痛感。

除了對手腕內側疼痛和發麻有效果之外，對頭痛或心臟疾病、呼吸疾病等也都具有療效。

東洋醫學用語集 ⊙**攢竹**　【膀胱經】眼部疾病的主治穴。蓄膿症、鼻塞、頭痛、高血壓、腦充血、腦貧血、眼瞼痙攣、顏面神經麻痺。

壓按少海穴

手肘到下方
小指側酸痛

（手腕前側）

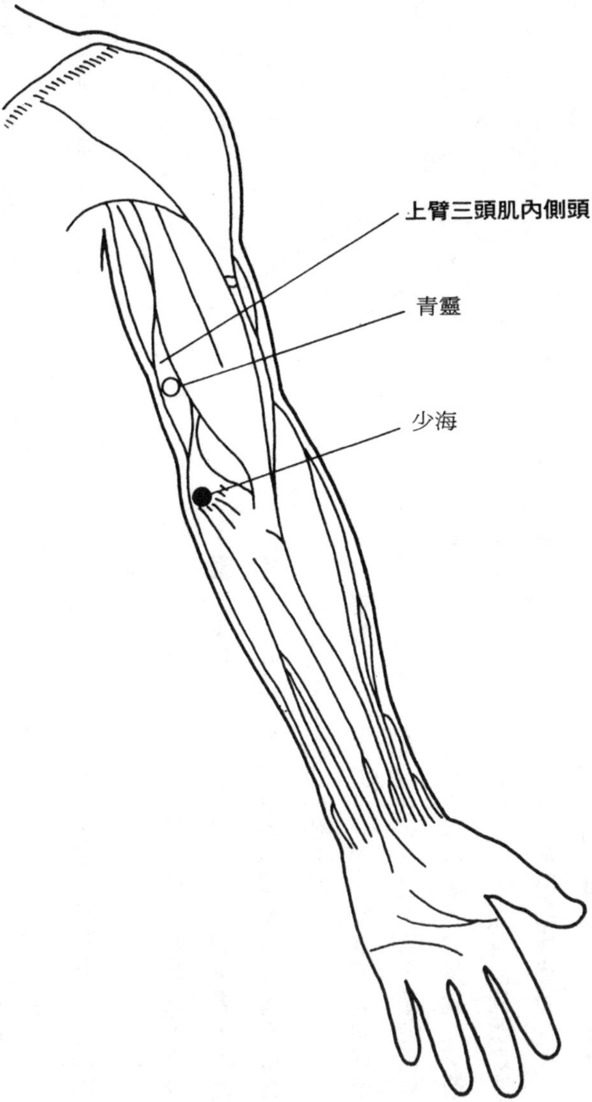

東洋醫學用語集 ⊙絲竹空　【膽經】即眼部疾病的主治穴。頭痛、偏頭痛、眼花、牙痛、三叉神經痛、顏面神經麻痺。

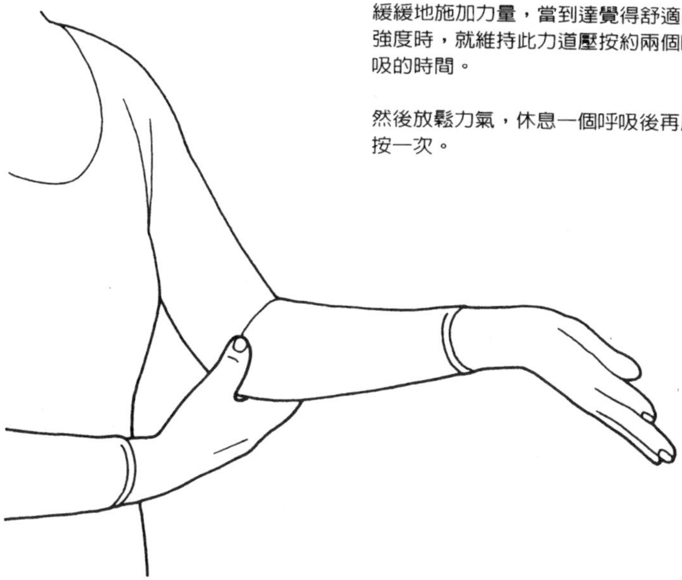

緩緩地施加力量，當到達覺得舒適的強度時，就維持此力道壓按約兩個呼吸的時間。

然後放鬆力氣，休息一個呼吸後再壓按一次。

這是治療從手肘到下方小指側感到疼痛或發麻時有效的穴道療法，接在青靈（P125）之後，用另一隻手的拇指壓按位於患肢肘關節附近的少海穴。

少海的「少」是手少陰心經的意思，在手肘關節部有「少海」和「小海」這兩個穴道，少海是手少陰心經的「少」，而小海則使用手太陽小腸經的「小」字，「海」是百川匯集的地方、眾多聚集之處，也就是說，少海是意謂著聚集氣血的小窪的穴道。

當手肘半彎著的時候在內側會產生橫皺紋，而少海就位在這橫皺紋頂端的凹窪處，用手指壓按的話會感到發麻般的疼痛。

除了對手腕內側的疼痛和發麻有效果之外，對頭痛或眼花、寒顫、腦貧血、手腳冰冷、心臟疾病、胸痛、肋間神經痛等也都具有療效。

東洋醫學用語集 ⊙陽白 【膽經】眼睛疲勞、眼部疾病的主治穴道。頭痛、失眠症、神經衰弱、顏面神經麻痺、三叉神經痛。

壓按前腕的拇指側

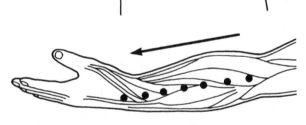

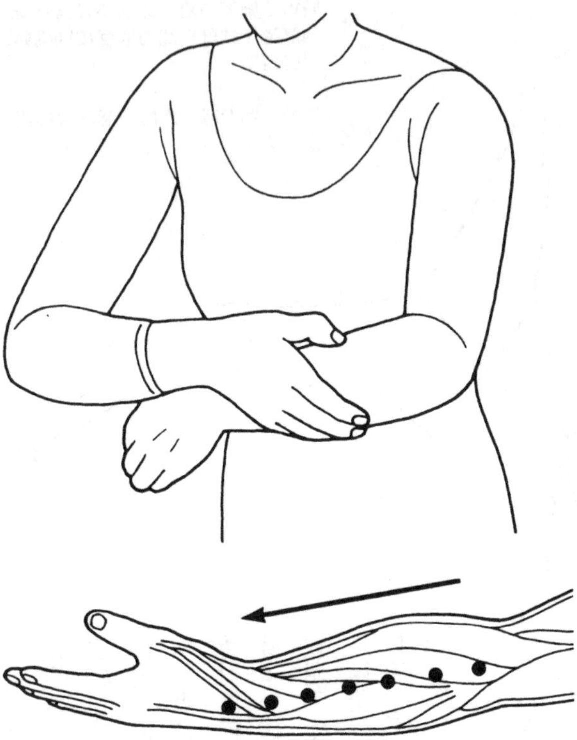

這是治療從上臂後側到前腕外側疼痛有效的穴道療法。

從手肘到手腕，壓按患肢手臂的前腕拇指側5～7個地方。

壓按的方式是用拇指指尖柔軟的地方按著皮膚，慢慢加入力氣，當到達覺得舒適的強度時，就維持此力道壓按約兩個呼吸的時間。

接著休息一個呼吸後再移往下一個地方。

就這樣一直壓按到手腕處，然後再回到手肘，重複指壓一次。

東洋醫學用語集 ⊙睛明　【膀胱經】眼部疾病的主治穴。眼瞼痙攣、頭痛、腦充血、腦貧血、蓄膿症、鼻塞、顏面神經麻痺。

上臂到前腕酸痛

壓按前腕的手背

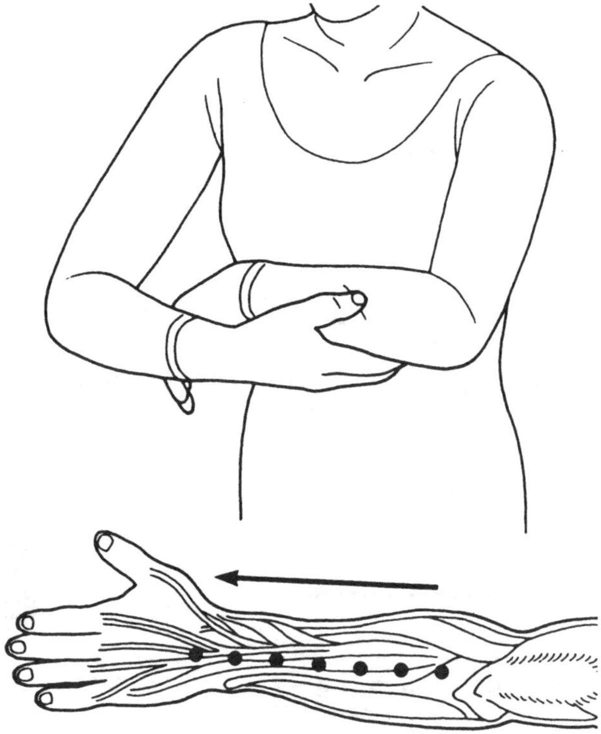

同樣也是治療從上臂後側到前腕外側疼痛有效的穴道療法。

從手肘到手腕，壓按患肢手臂的中央部位5~7個地方。

壓按的方式是用拇指指尖柔軟的地方按著皮膚，慢慢加入力氣，當到達覺得舒適的強度時，就維持此力道壓按約兩個呼吸的時間。

接著休息一個呼吸後再移往下一個地方。

就這樣一直壓按到手腕處，然後再回到手肘，重複指壓一次。

東洋醫學用語集 ⊙瞳子髎　【膽經】眼部疾病的主治穴。頭痛、偏頭痛、顏面神經麻痺、三叉神經痛。

手肘到下方小指側酸痛

壓按前腕的小指側

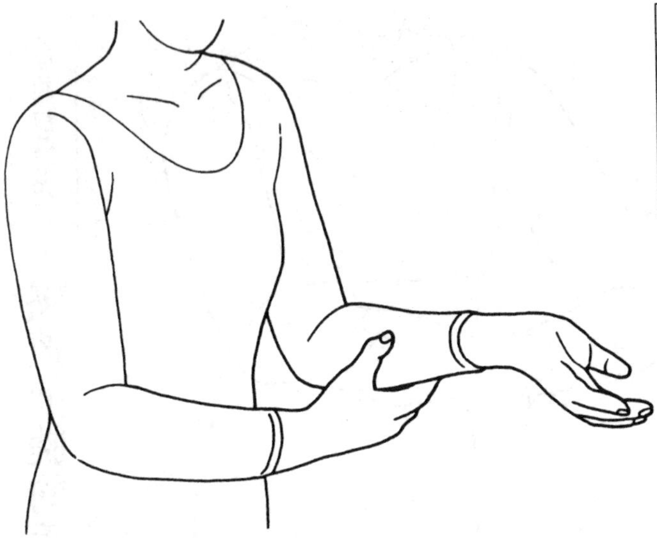

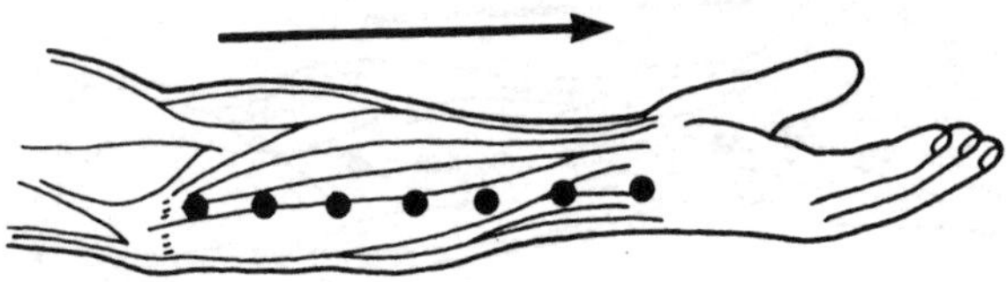

這主要是運用在從手肘到下方小指側發麻疼痛時的穴道療法。

從手肘到手腕，壓按患肢前腕的小指側5~7個地方。

壓按的方式是用拇指指尖柔軟的地方按著皮膚，慢慢加入力氣，當到達覺得舒適的強度時，就維持此力道壓按約兩個呼吸的時間。

接著休息一個呼吸後再移往下一個地方。

就這樣一直壓按到手腕處，然後再回到手肘，重複指壓一次。

東洋醫學用語集 ⊙承泣　【胃經】眼部疾病的主治穴道。耳鳴、顏面神經麻痺、三叉神經痛。

手肘到下方拇指側酸痛

壓按前腕的正面

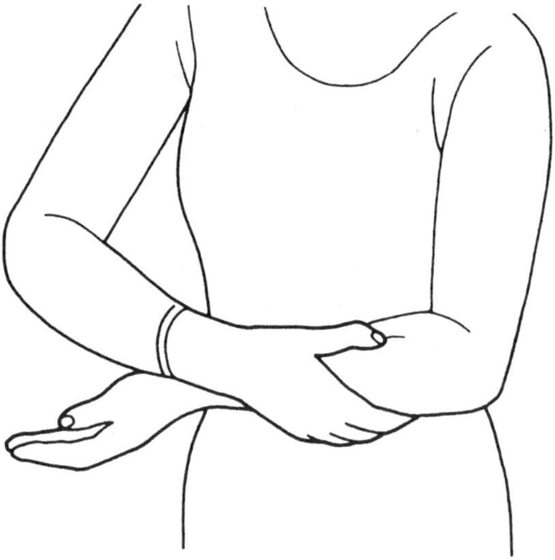

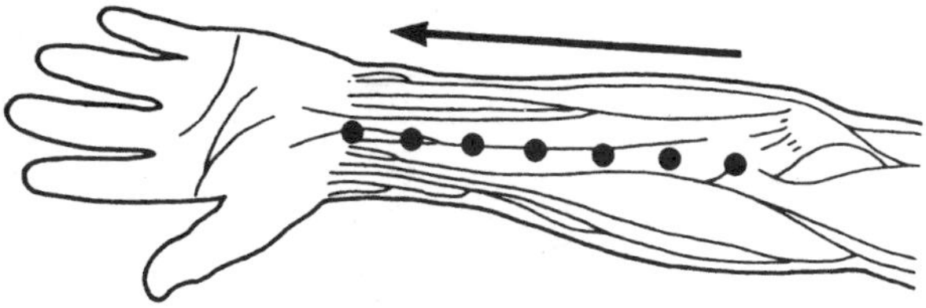

這是運用在從手肘到下方拇指側發麻疼痛時的穴道療法。

從手肘到手腕，壓按患肢前腕的正面側中央部5～7個地方。

壓按的方式是用拇指指尖柔軟的地方按著皮膚，慢慢加入力氣，當到達覺得舒適的強度時就維持此力道壓按約兩個呼吸的時間。

接著休息一個呼吸後再移往下一個地方。

就這樣一直壓按到手腕處，然後再回到手肘，重複指壓一次。

東洋醫學用語集 ⊙四白　【胃經】眼部疾病的主治穴道。頭痛、眼花、上齒痛、鼻部疾病、顏面神經麻痺。

上臂到前腕酸痛

實行手腕神經的伸展①

這是在從上臂後側到前腕外側疼痛發麻時可以做的伸展運動。

1

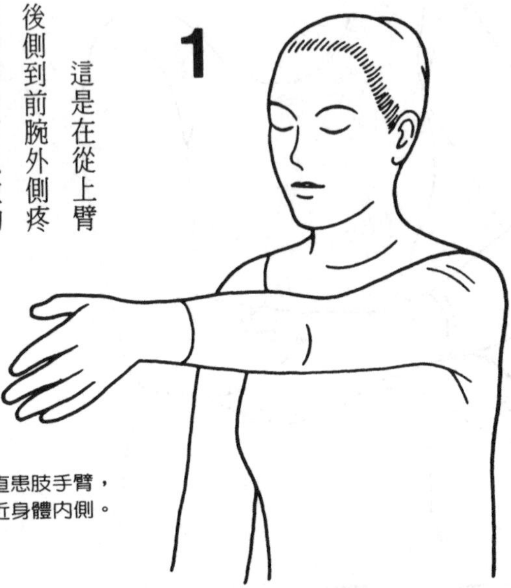

往前伸直患肢手臂，稍微靠近身體內側。

2

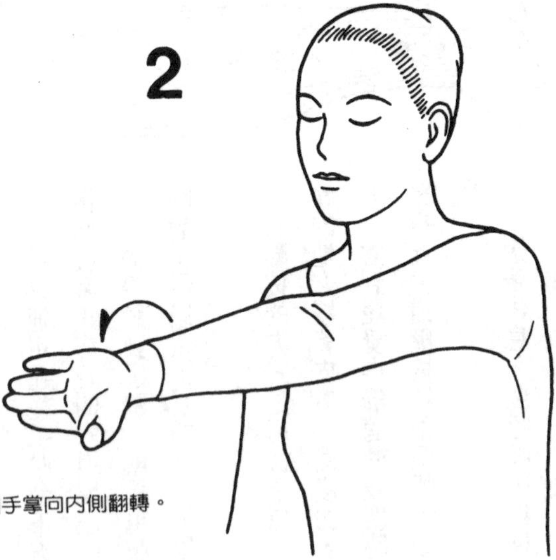

整個手掌向內側翻轉。

東洋醫學用語集 ⊙瘂門　【督脈】頭痛、眼花、腦貧血、語言障礙、半身不遂、舌骨肌麻痺、咽頭炎、扁桃炎、高血壓。

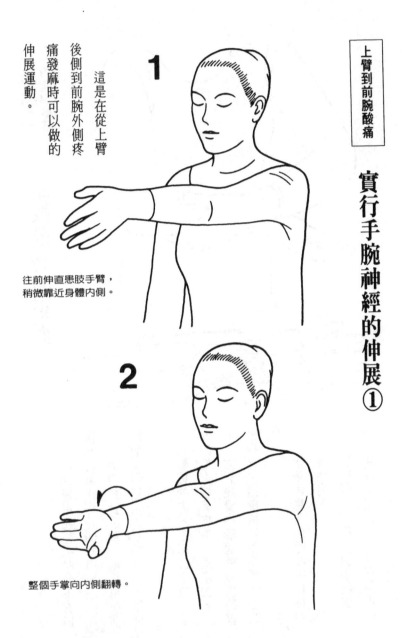

3

往內握住拇指，
慢慢加強力道彎
曲手腕。

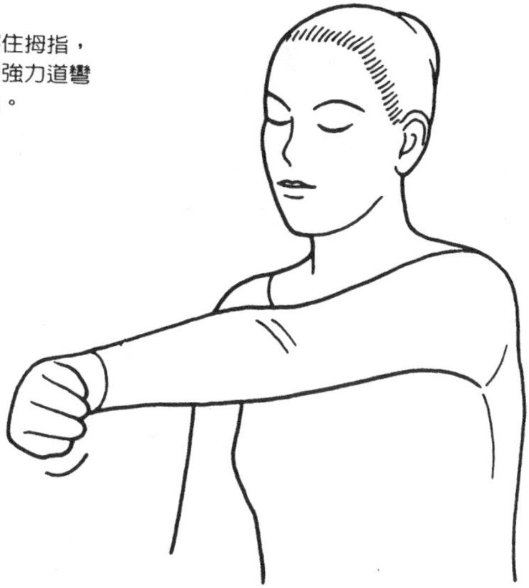

4

用另一隻手包握住拳頭並幫助其活動，活動二～三個呼吸時間，稍微休息一下後再重複做一次。

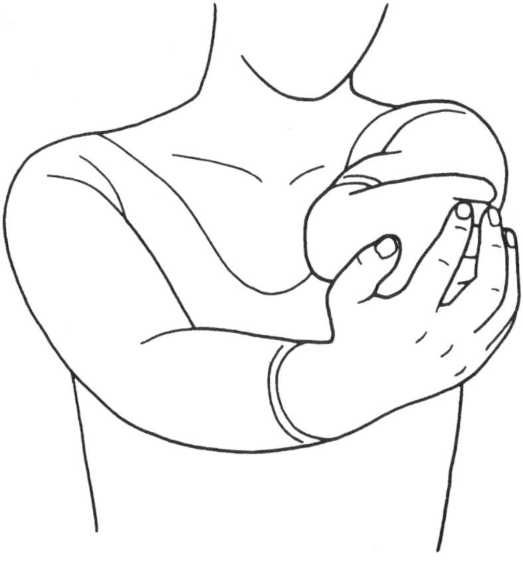

東洋醫學用語集 ⊙天柱　【膀胱經】腦充血、腦貧血、高血壓、神經衰弱、失眠症、眼部疾病、鼻塞、肩背部酸痛、頸腕症候群、腰痛。

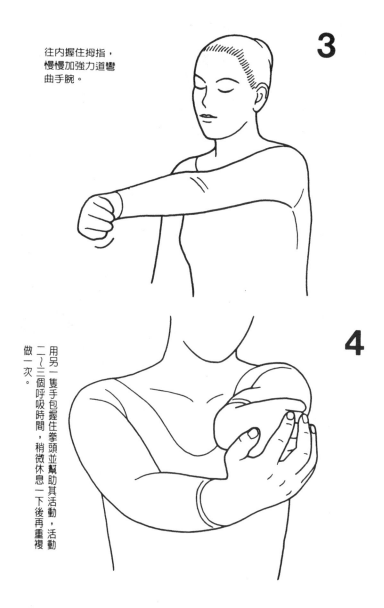

手肘到下方小指側酸痛

1 實行手腕神經的伸展②

這是在從手肘到下方小指側疼痛發麻時可以做的伸展運動，伸直患肢手臂，在身體後方稍微伸向外側。

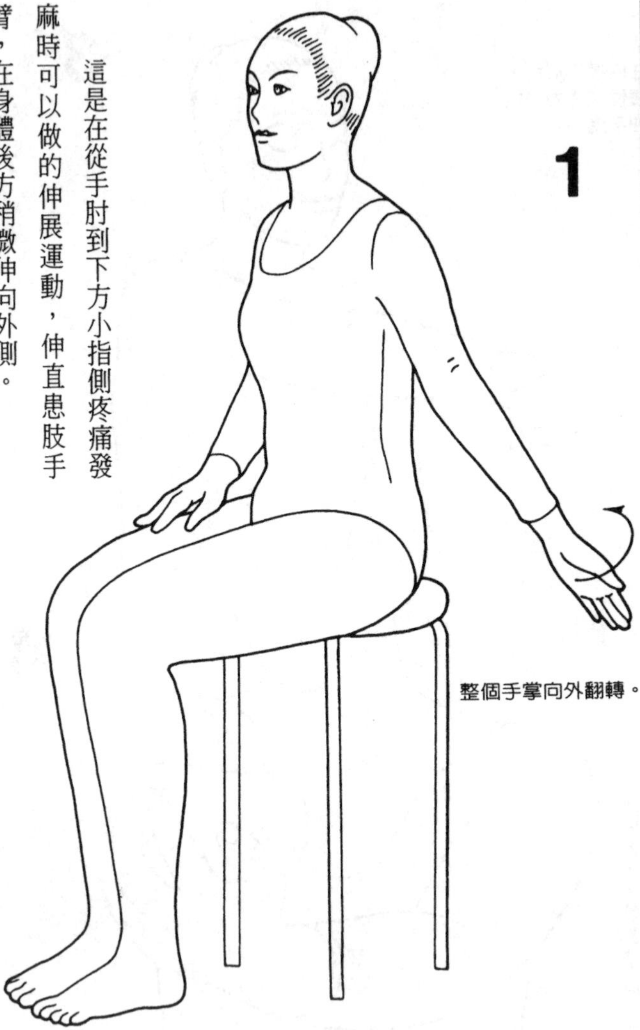

整個手掌向外翻轉。

東洋醫學用語集 ⊙風池　【膽經】熱病、頭痛、偏頭痛、腦充血、高血壓、眼花、眼部疾病、失眠症、肩背部疼痛、頸腕症候群、牙痛、鼻部疾病。

2

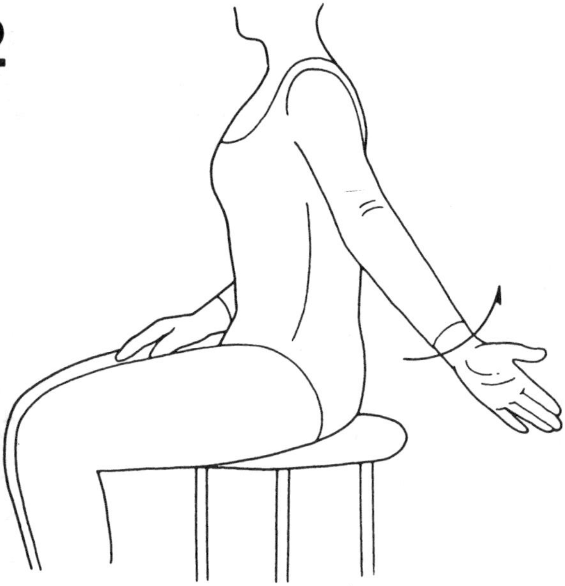

手掌朝向外側之後就彎曲手腕和手指。

3

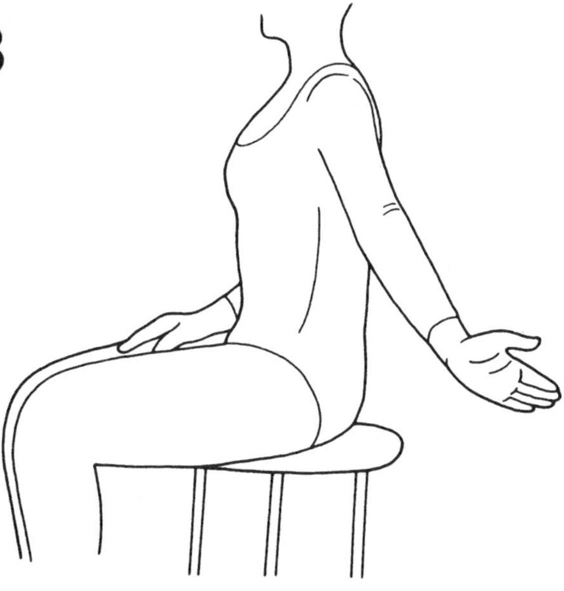

維持二～三個呼吸時間，稍微休息一下後再重複做一次。

東洋醫學用語集 ⊙大椎　【督脈】腦充血、腦貧血、高血壓、發燒、眼部疾病、鼻部疾病、耳部疾病、氣喘、支氣管炎、嘔吐、胃炎、神經衰弱。

手肘到下方
拇指側酸痛

實行手腕神經的伸展③

這是在從手肘到下方拇指側疼痛發麻時可以做的伸展運動，水平伸直患肢手臂並彎曲手肘，手掌朝臉部，手肘彎曲呈一直角。

1

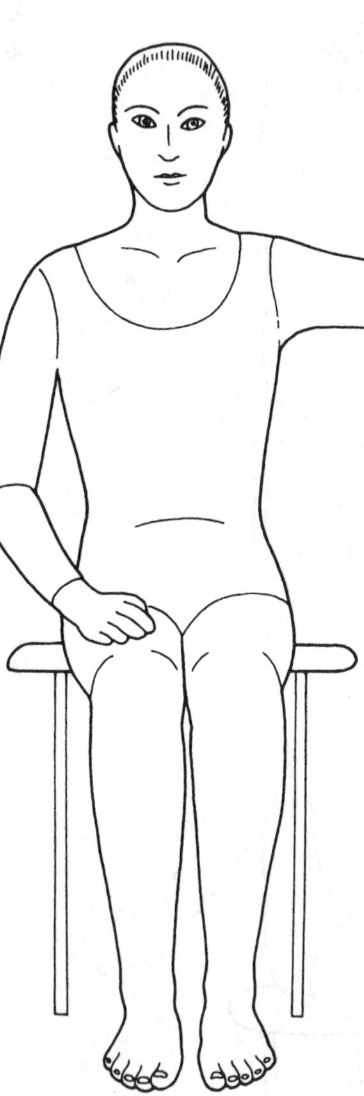

東洋醫學用語集 ⊙肩井 【膽經】腦充血、高血壓、腦貧血、頭痛、眼睛充血、肩背部疼痛、頸腕症候群、睡姿不佳引起的疼痛、五十肩、上肢神經痛。

2

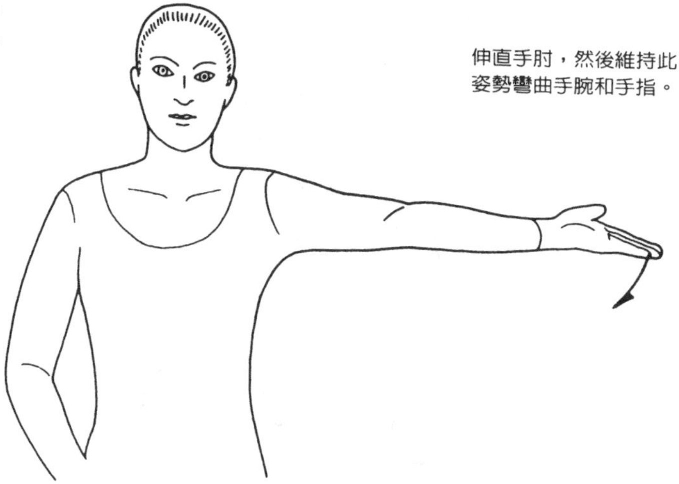

伸直手肘，然後維持此姿勢彎曲手腕和手指。

3

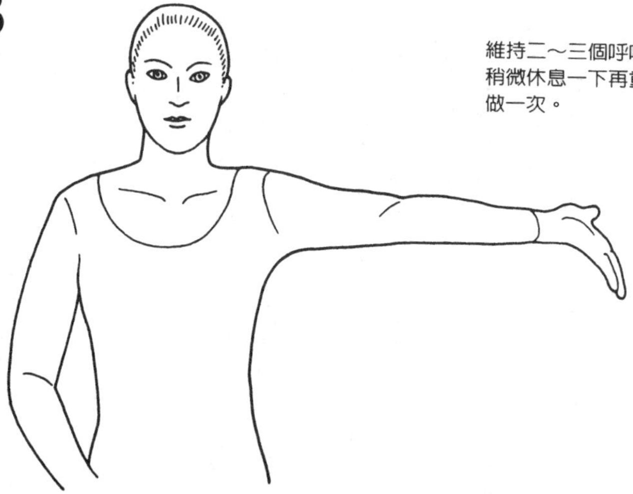

維持二～三個呼吸，稍微休息一下再重複做一次。

東洋醫學用語集 ⊙**肩中俞**　【小腸經】支氣管炎、氣喘、胸膜炎、肩背部疼痛、頸腕症候群、上肢神經痛、頭痛、眼睛充血、牙痛。

接受他人指壓的時候

緩緩地施加力量，要一邊詢問力道的適當與否，當到達覺得舒適的強度時，就維持此力道壓按二～三個呼吸時間，然後休息一個呼吸後再移往下一個穴道。

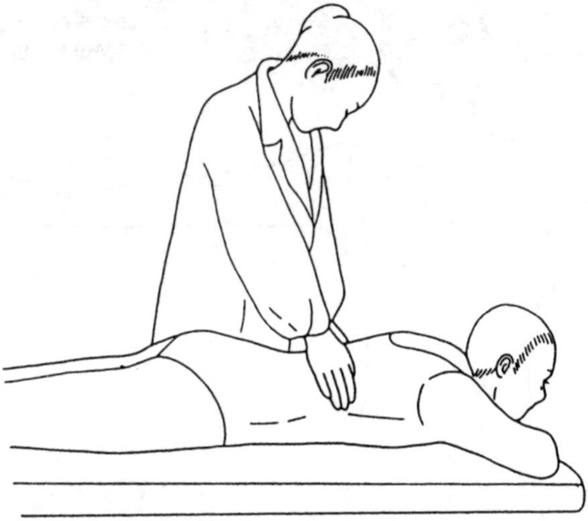

如果是由他人來進行指壓的時候，那就依照以下要領來指壓背部。

①從上到下依序壓按位於背骨兩側肌肉中央部的並列穴道。

在這裡有大杼、肺俞、心俞、膈俞、肝俞、脾俞、三焦俞、腎俞等各個穴道並列著。

②然後指壓位於左右肩膀上的天宗和臑俞這兩個穴道。

左右各以拇指指壓這些穴道，將指尖柔軟的部分壓按在穴道上，緩緩地施加力量，要一邊詢問力道的適當與否，當到達覺得舒適的強度時，就維持此力道壓按二～三個呼吸時間，然後休息一個呼吸後再移往下一個穴道。

◆**大杼**　對寒顫、發燒、頭痛、眼花、肺臟或支氣管的疾病、肋間神經痛、頸腕症候群、上肢神經痛等都具有效果。

東洋醫學用語集　⊙肩外俞　【小腸經】咳嗽、支氣管炎、氣喘、胸膜炎、肝臟疾病、心臟疾病、頸腕症候群、上肢神經痛、頭痛、高血壓。

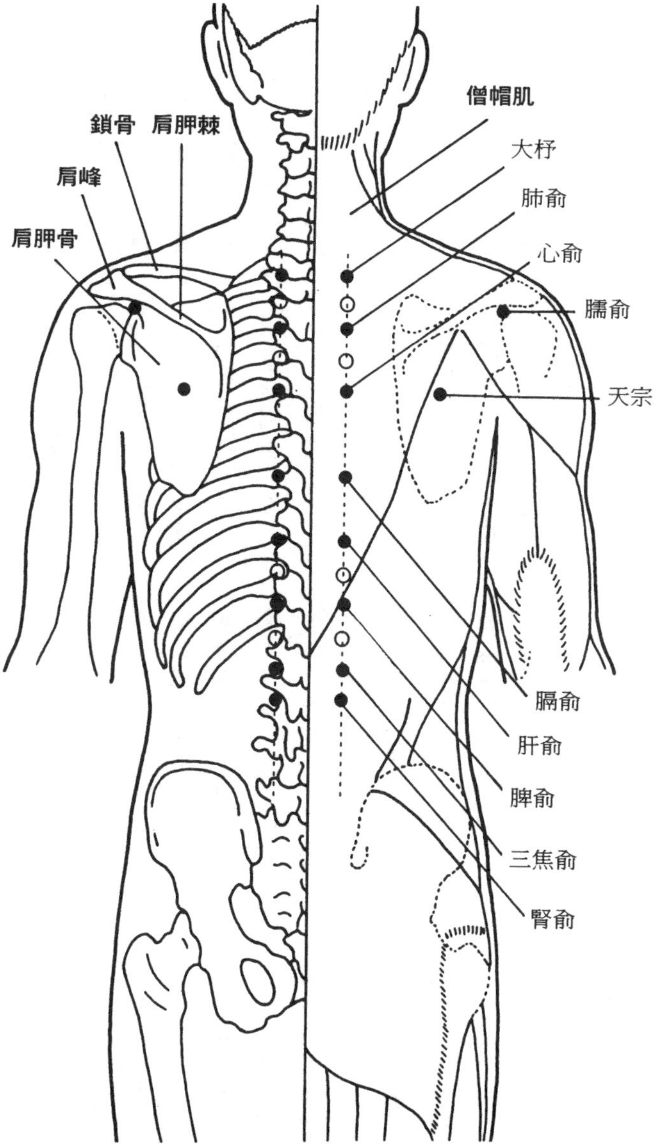

東洋醫學用語集 ⊙**臑會**　【三焦經】五十肩、頸腕症候群、頭部撞傷後遺症、睡姿不佳引起的疼痛、肋間神經痛、頸部淋巴腺腫。

◆肺俞　意謂著「治療肺臟」的穴道，是肺臟以及肺經的主治穴，運用在呼吸器官，特別是肺臟疾病上，另外也應用在心臟疾病或肋間神經痛上。

◆心俞　「治療心臟」，亦即心臟以及心經的主治穴道，除了心臟疾病之外，對肋間神經痛、食慾不振、腦貧血等也都具有療效。

◆膈俞　「膈」的分界，也就是胸腹之間的主治穴，運用在氣血的調整上，對貧血、吐血、喀血、肝膽疾病、腰痛、狹心症等也都具有療效。

◆肝俞　「治療肝臟」，也就是肝臟以及肝經的主治穴，除了肝臟疾病之外，對眼部疾病、眼花、頭痛、腰痛、胃部疾病、膽臟疾病也有效果。

◆脾俞　「治療脾臟」，也就是脾臟以及脾經的主治穴，在西洋醫學上，脾是相當於胰臟的，除了胰臟疾病之外，對腸胃疾病、肌肉酸痛、四肢無力、腰痛也有效果。

◆三焦俞　三焦（六腑之一，意謂著三項熱能來源之意）的主治穴道，對自律神經失調症、食慾不振、消化不良、下痢、便秘、腰痛等具有療效。

◆腎俞　「治療腎臟」，也就是腎臟以及腎經的主治腎，除了腎臟疾病之外，對生殖器官疾病、膀胱疾病、腰痛、坐骨神經痛等也有所療效。

◆天宗　位於肩胛棘下方中央的凹窪處，對肩膀酸痛、五十肩、頸肩部的酸痛、上肢神經痛、頭痛等具有療效。

◆臑俞　位於側關節後側，意謂著治療上臂部異常的穴道，對上臂部位的疼痛或肩膀酸痛、頸部酸痛、五十肩、頭痛等具有效果。

東洋醫學用語集　⊙手五里　【大腸經】心臟病、肺炎、腹膜炎、肝臟肥大、牙痛、五十肩、四肢麻痺、風濕症。

做做對肩膀酸痛有所助益的體操吧

1

這是治療以及預防肩膀酸痛的體操，首先將頭往前彎，然後再往後仰。

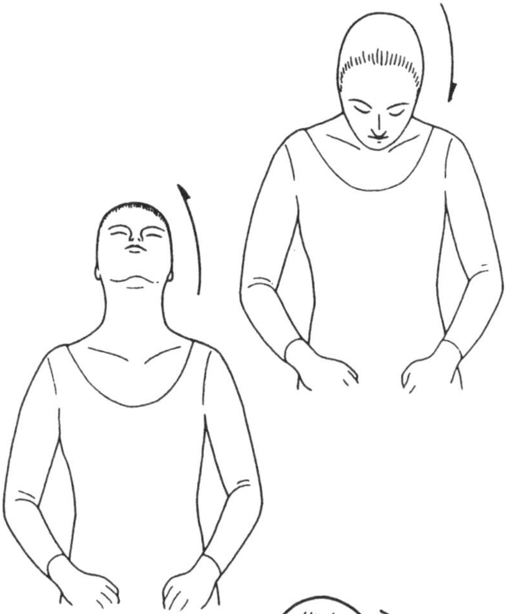

2

頭部向左倒，然後再向右倒，注意不要抬動肩膀。

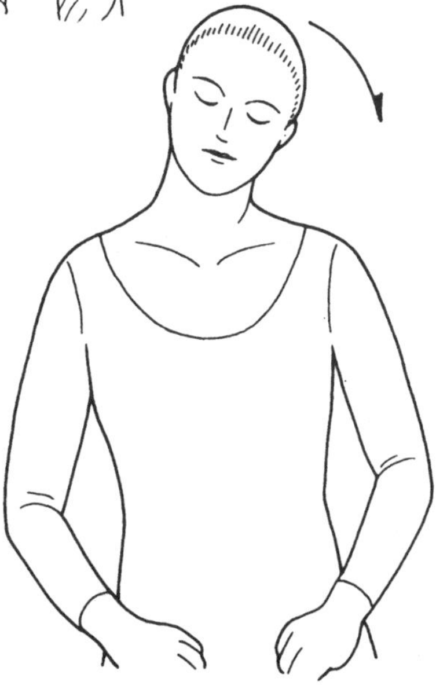

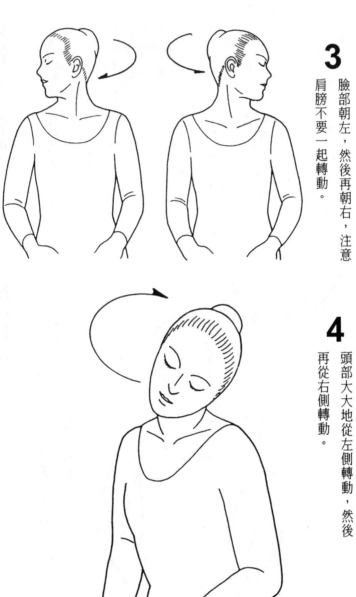

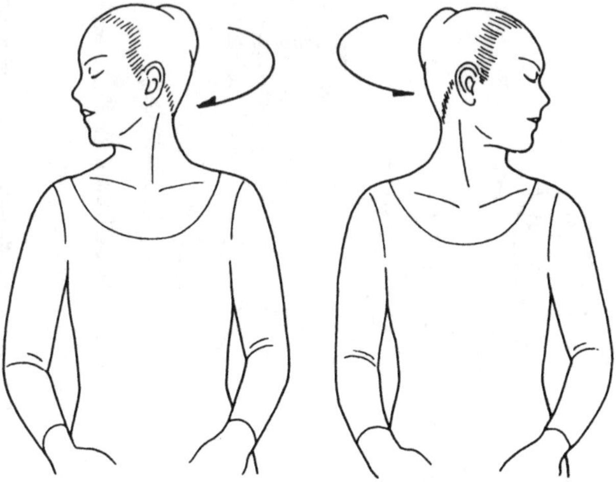

3

臉部朝左，然後再朝右，注意肩膀不要一起轉動。

4

頭部大大地從左側轉動，然後再從右側轉動。

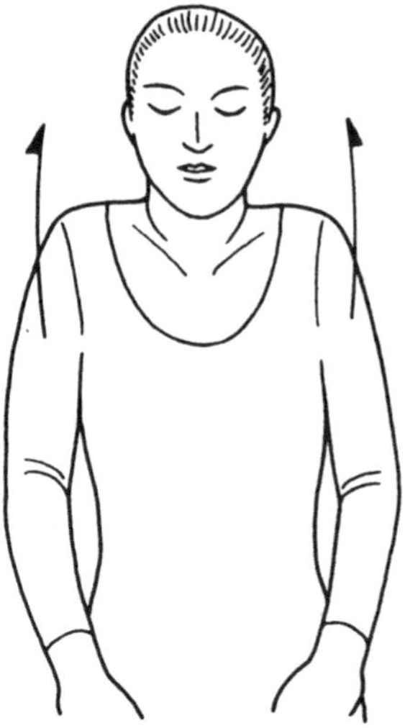

5 慢慢地抬起肩膀，然後再迅速地放下。

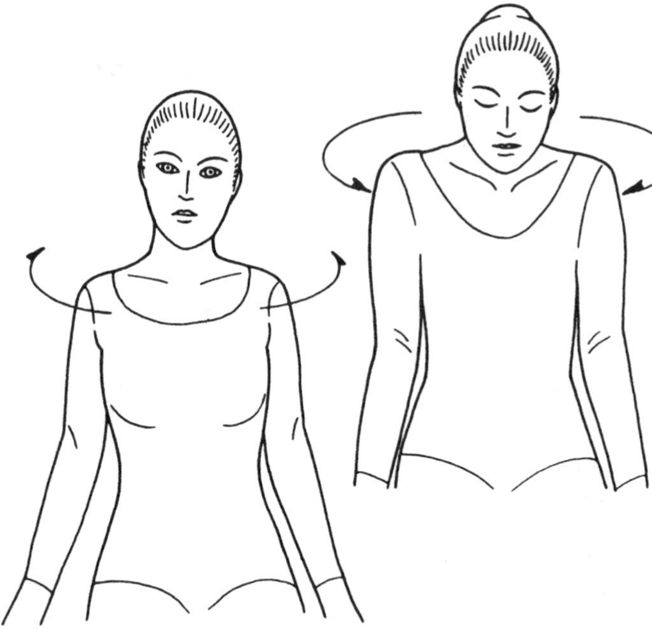

6 緊靠雙肩，然後再挺起胸膛，雙肩向後伸靠。

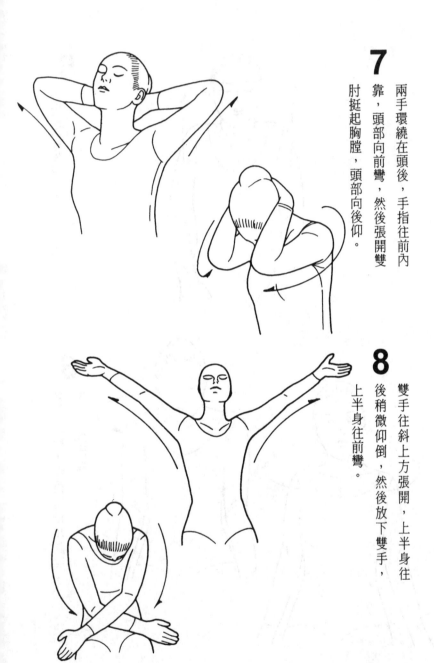

7

兩手環繞在頭後，手指往前內靠，頭部向前彎，然後張開雙肘挺起胸膛，頭部向後仰。

8

雙手往斜上方張開，上半身往後稍微仰倒，然後放下雙手，上半身往前彎。

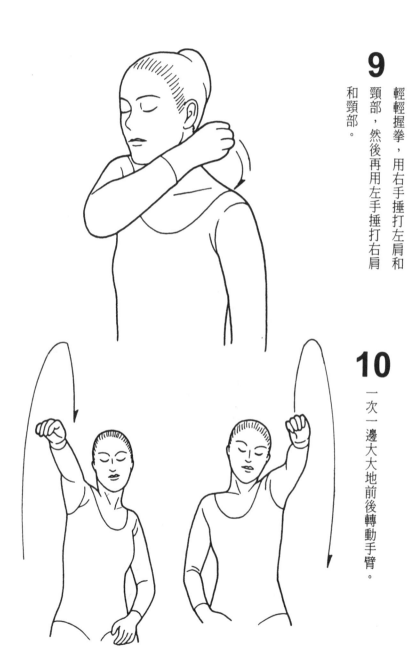

9

輕輕握拳，用右手捶打左肩和頸部，然後再用左手捶打右肩和頸部。

10

一次一邊大大地前後轉動手臂。

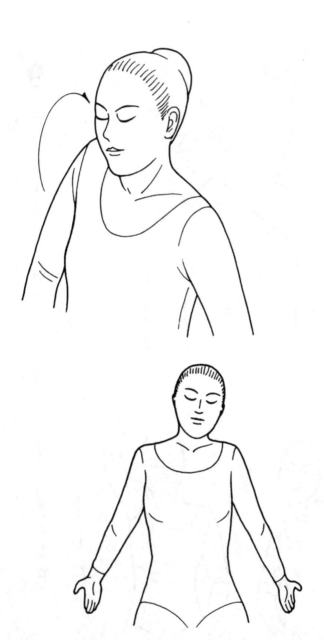

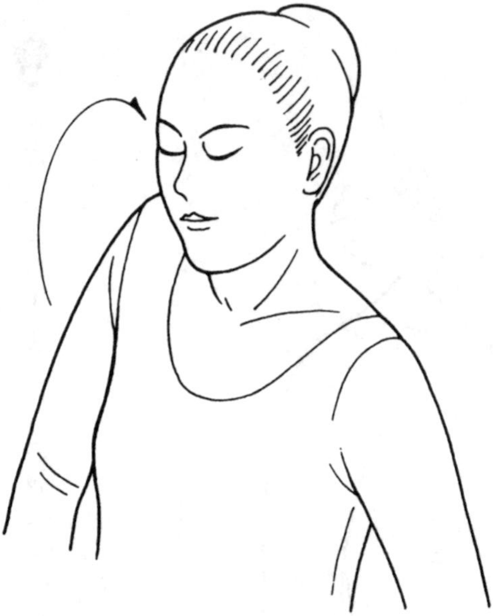

11

一次一邊大大地前後轉動肩部。

12

最後做個深呼吸。

第五章

治療腰痛

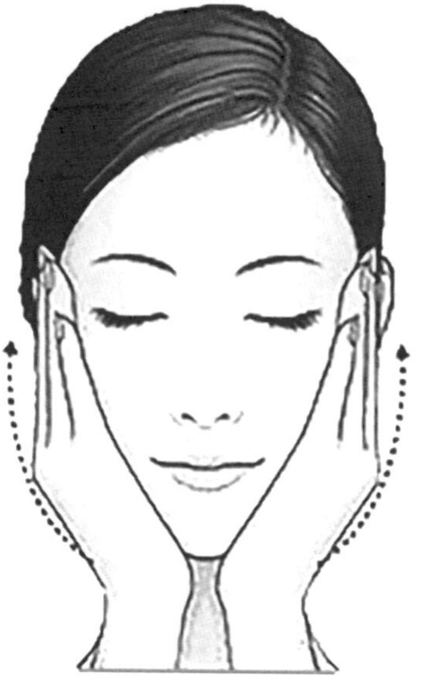

對腰痛有效果的穴道一覽

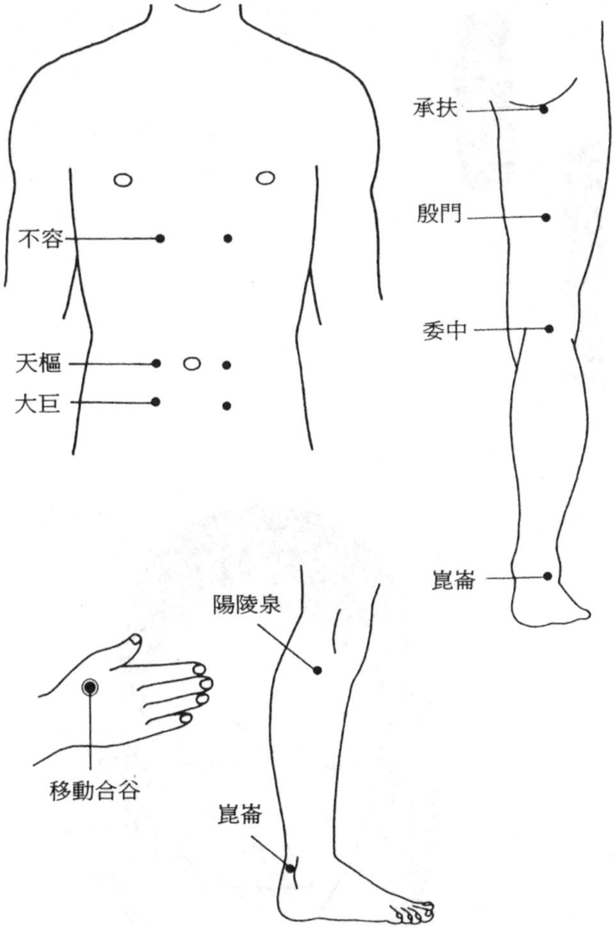

⊙是特別有效果的穴道

⊙移動合谷
●不容
●天樞
●大巨
●膈俞
●肝俞
●膽俞
●脾俞
⊙胃俞
⊙三焦俞
⊙腎俞
⊙大腸俞
●膈關

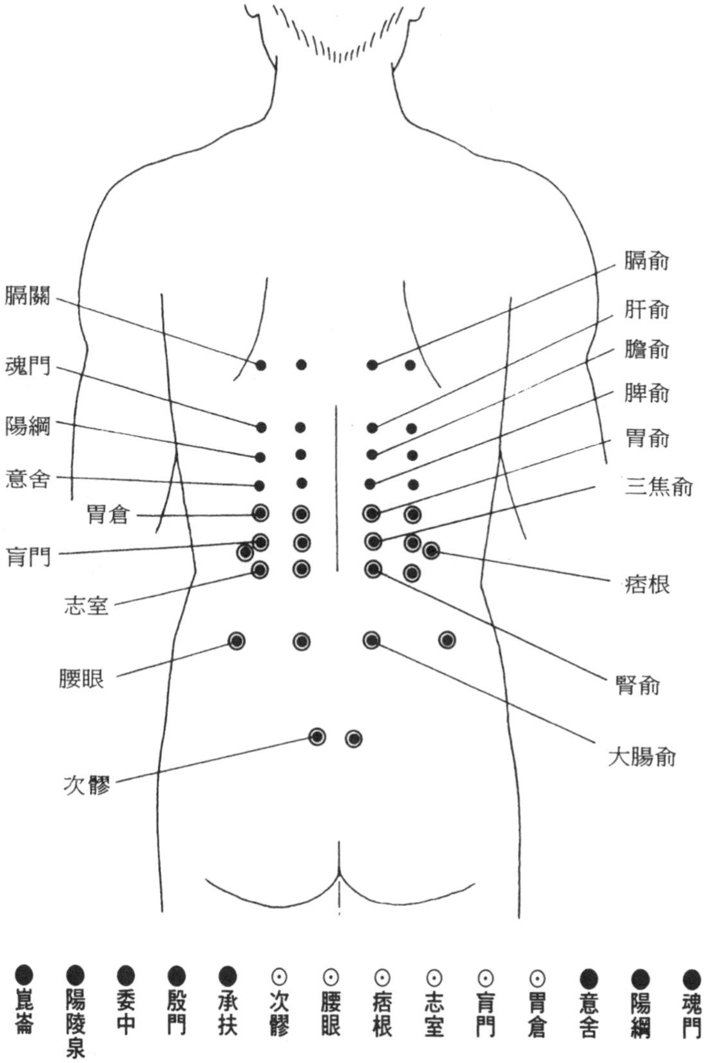
膈關
魂門
陽綱
意舍
胃倉
肓門
志室
腰眼
次髎
膈俞
肝俞
膽俞
脾俞
胃俞
三焦俞
痞根
腎俞
大腸俞
●魂門
●陽綱
●意舍
⊙胃倉
⊙肓門
⊙志室
⊙痞根
⊙腰眼
⊙次髎
●承扶
●殷門
●委中
●陽陵泉
●崑崙

這就是「腰痛」的預防、治療重點

首先先列舉關於預防腰痛的重點吧。

①在工作的空間伸展腰部

因為在辦公室往往得持續坐上很長一段時間，因此要時時從坐位站起來，伸展一下腰部，此外，在工作的時候要盡可能伸直背部，注意別給腰部增加負擔了。

②不要讓腰部周圍著涼

腰部著涼是禁止的，當感覺到寒冷的時候，就在腰部圍上一塊毛巾衣料，保持腰部溫暖。

③避免急遽的動作

腰部酸痛的時後	腰部以下酸痛的時後	
壓按移動合谷		P152
壓按腹部的穴道		P154
壓按腎俞穴		P156
壓按大腸俞穴		P158
壓按痔根穴		P160
壓按志室穴		P162

東洋醫學用語集 ⊙曲池　【大腸經】皮膚病、氣喘、支氣管炎、五十肩、上肢神經痛、頭痛、牙痛、胃痙攣、月經不順。

撿拾掉落在地上的筆，或者是急速地跑上樓梯等等都是閃到腰的原因之一。

④彎曲膝蓋以拿取重物

要將物品拿起來的時候要彎曲膝蓋和腰部，然後再慢慢伸直腰部拿起來。

⑤鍛鍊腹部和腰部附近的肌肉

腰部附近的肌肉衰弱時就無法負擔重力，因此每天適度地使用一下腹肌和腰部附近的肌肉是相當重要的，符合本身體力、不勉強的運動或體操都是有效果的。

這裡所介紹的穴道療法都是針對症狀較為輕微且適合在自家進行的，像閃到腰等之類有較為劇烈的疼痛時就不要勉強活動，採取輕鬆的姿勢並保持安靜才是最重要的。

壓按腰眼穴 ⇓ P164
按摩腰部的肌肉 ⇓ P167
壓按委中穴 ⇓ P168
壓按次髎穴 ⇓ P170
壓按陽陵泉穴 ⇓ P172
壓按崑崙穴 ⇓ P174
實行坐骨神經的伸展 ⇓ P175

東洋醫學用語集 ⊙**青靈**　【心經】頭痛、寒顫、呼吸器官疾病、心臟疾病、肋間神經痛、尺骨神經痛、精神神經症。

腰痛的穴道療法就是用毛巾等之類的東西蓋住腰部以保持溫暖，然後仰躺著進行。

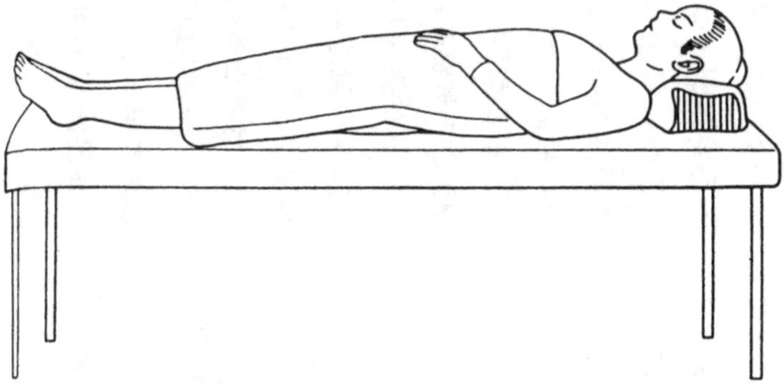

壓按移動合谷穴

腰痛的穴道療法就是用毛巾等之類的東西蓋住腰部以保持溫暖，然後仰躺著進行。

①首先以右手拇指壓按左手的移動合谷穴，以及往手腕方向的幾個地方，找出治療點。

移動合谷在合谷（P88）的附近，具有療效的療點會隨著症狀的不同而有所移動，因此才有這樣的名稱，如果是腰痛的話，在第2中手骨的手腕附近會出現一個能感到相當疼痛感的療點。

將拇指指尖的柔軟部分壓按在此處，約輕輕壓按1分鐘，一邊壓著一邊按摩，按摩的時候不光是手指而已，要整個手腕都輕輕活動到才行。

②接下來換手，同樣輕輕壓按並按摩右手的移動合谷約1分鐘的時間。

東洋醫學用語集 ⊙少海　【心經】頭痛、寒顫、眼花、腦貧血、心室肥大、胸痛、肋間神經痛、尺骨神經痛、神經衰弱。

腰痛的話，在第 2 中手骨的拇指側、靠近
手腕的地方會出現療點。

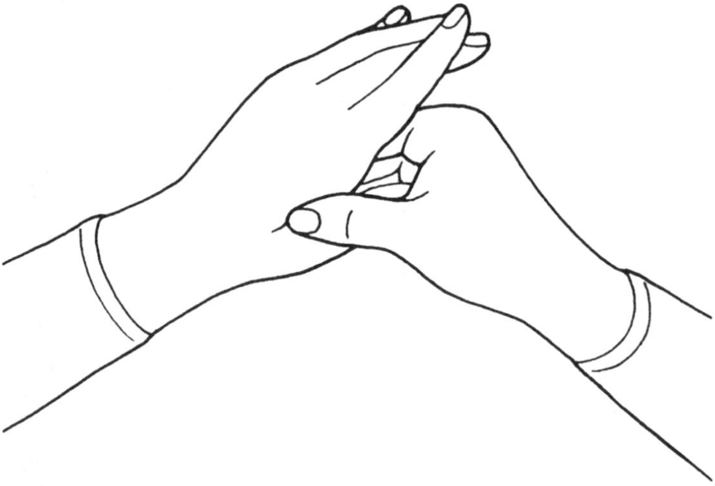

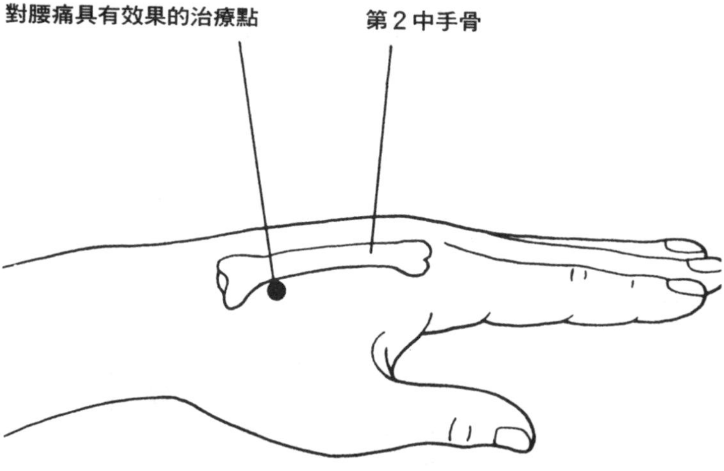

東洋醫學用語集 ⊙外關 【三焦經】頭痛、偏頭痛、牙痛、肩膀酸痛、頸腕症候群、低血壓、自律神經失調症。

壓按腹部的穴道

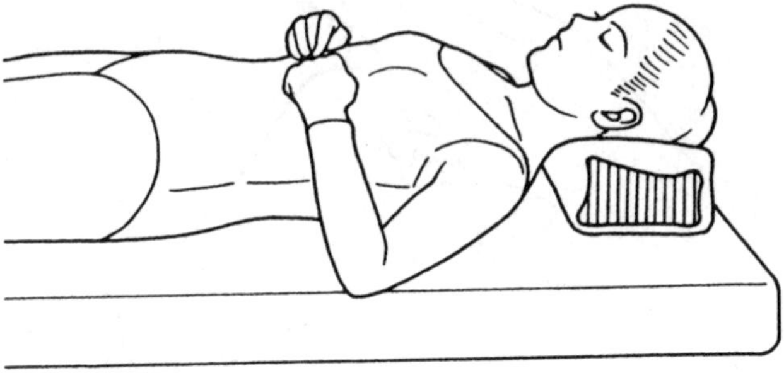

壓按腹部穴道的時候要朝上仰躺著，在吐氣的時候用食指柔軟的部分慢慢加重力道。

朝上仰躺著，左右各以食指壓按腹部的穴道，從肋骨下緣到肚臍側邊附近，指壓5個地方。

當指壓的時候，吐氣的時候要施加力道，吸氣的時候則稍微放鬆力氣，以讓身體覺得舒適的力道來指壓。

1個地方指壓2～3次，然後再移往下一個穴道，到達肚臍側邊附近時就返回最初的地方，再重複指壓一次。

在這裡有不容、天樞、大巨等穴道呈一直線排列著，**不容**是不讓食物進到胃中，也就是對食慾不振有所效果的穴道；**天樞**是肚臍的別名，位在肚臍的外邊；而**大巨**則意謂著腹部大大隆起的地方的穴道。

東洋醫學用語集 ⊙合谷　【大腸經】頭痛、發燒、寒顫、腦充血、高血壓、眼部疾病、腹痛、下痢、肩背部的疼痛。

腹部穴道的尋找方式

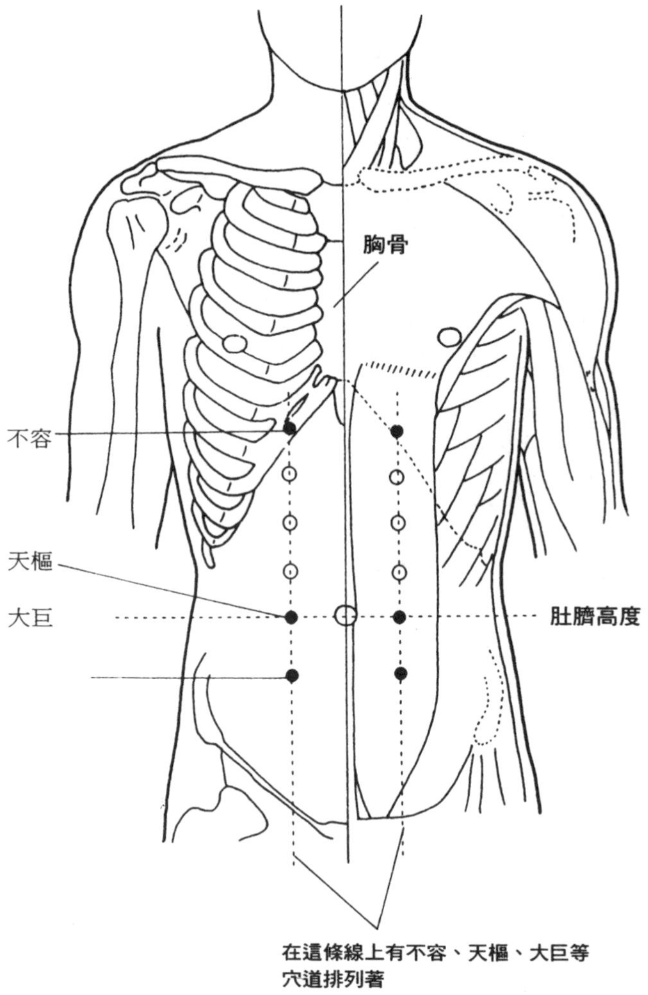

東洋醫學用語集 ⊙大杼 【膀胱經】寒顫、發燒、頭痛、眼花、咳嗽、氣喘、支氣管炎、肋間神經痛、頸腕症候群、上肢神經痛。

腰部酸痛
腰部以下酸痛

壓按腎俞穴

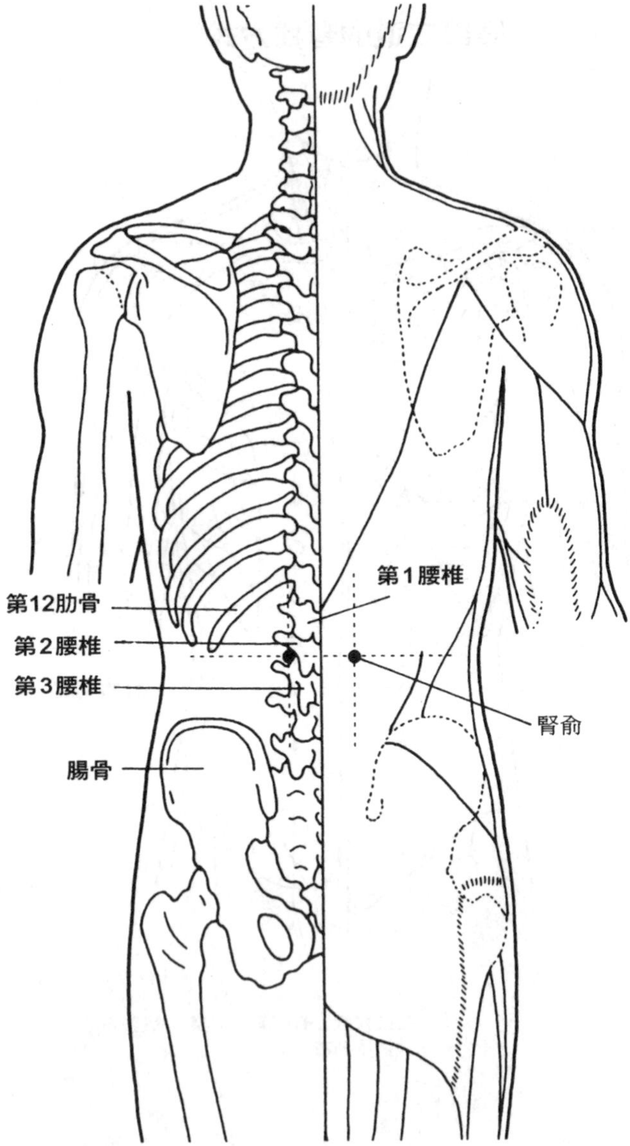

東洋醫學用語集 ⊙肺俞　【膀胱經】呼吸器官疾病、肺部疾病、心臟疾病、胸膜炎、肋間神經痛、慢性胃病、皮膚病。

要自己指壓位於背面的穴道時要握起拳頭，使用食指根部突起的部位。

雙手繞到背後，拳頭放置在腎俞穴上，輕輕加壓上身體的重量，壓按約二～三個呼吸之後，休息約一個呼吸時間，然後再重複進行一次。

腎俞的「腎」是表示腎臟，在東洋醫學上，腎臟是被視為生命力凝聚之處，而「俞」是治療的意思，也就是說，腎俞是意謂著腎機能旺盛、使身體強壯之意的穴道。

腎俞可以在背部中央約3公分的外側、左右第12肋骨的頂端連結線（第2、第3腰椎棘突起之間）上找到。

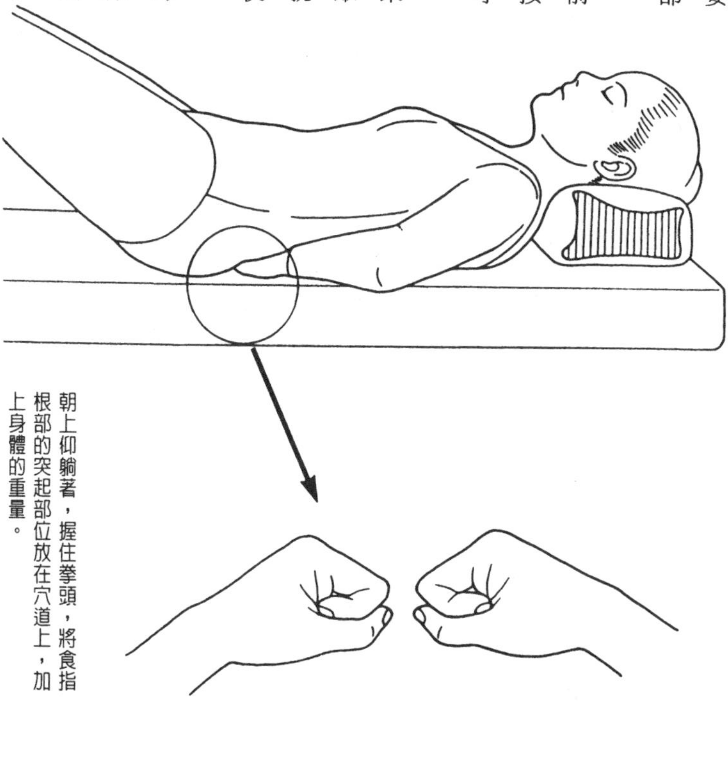

朝上仰躺著，握住拳頭，將食指根部的突起部位放在穴道上，加上身體的重量。

東洋醫學用語集 ⊙心俞　【膀胱經】心臟疾病的主治穴。癲癇、精神官能症、胸膜炎、肋間神經痛、食慾不振、嘔吐、貧血。

腰部酸痛
腰部以下酸痛

壓按大腸俞穴

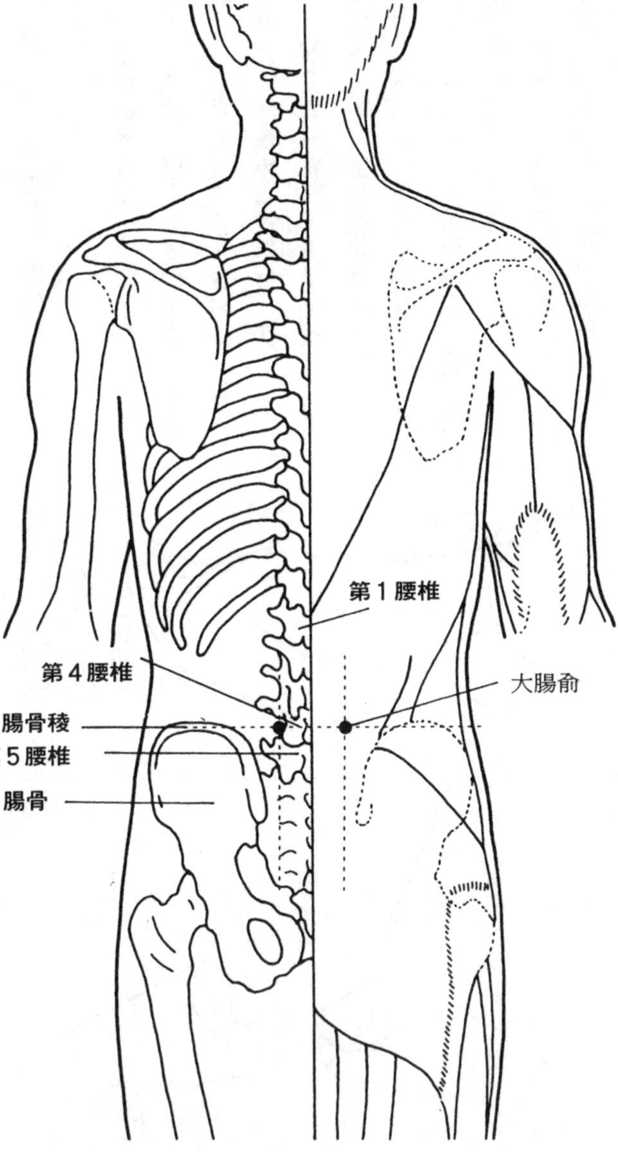

東洋醫學用語集 ⊙膈俞 【膀胱經】貧血、血液疾病、婦女疾病、胃部疾病、心臟疾病、腹臟疾病、橫膈膜痙攣、胸膜炎、肋間神經痛、腰痛、坐骨神經痛。

接下來要指壓大腸俞穴，這個時候也是握住拳頭，使用食指根部突起的部位。

雙手繞到背後，拳頭放置在大腸俞穴上，輕輕加壓上身體的重量，壓按約二～三個呼吸之後休息約一個呼吸時間，然後再重複進行一次。

所謂的**大腸俞**就是治療大腸的意思，是與大腸疾病息息相關的主治穴，除了下腹痛、痔瘡疾病之外，對生殖器官疾病、腰痛、下肢神經痛、膝關節炎等也都具有療效。

大腸俞可以在背部中央約3公分的外側、連結左右腸骨稜的連結線（約就在第4、第5腰椎棘突起之間）上找到。

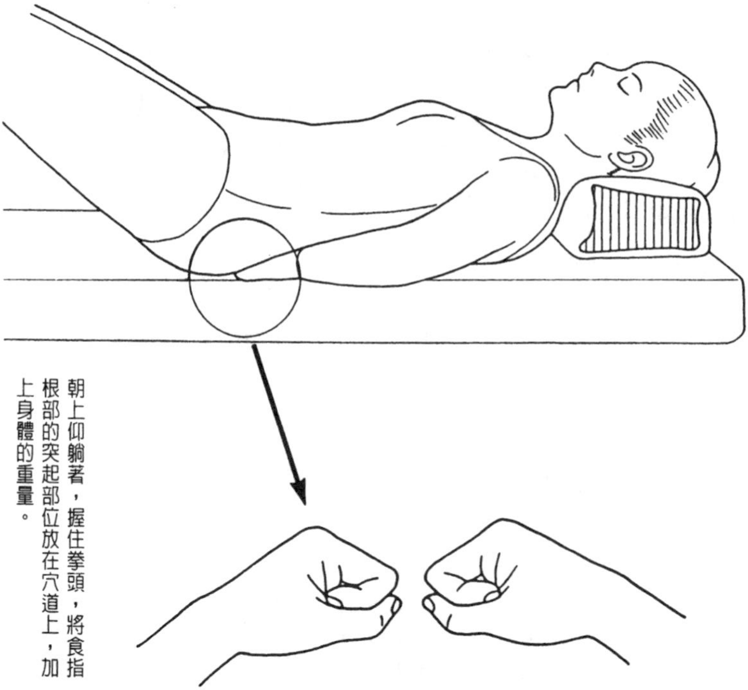

朝上仰躺著，握住拳頭，將食指根部的突起部位放在穴道上，加上身體的重量。

東洋醫學用語集 ⊙肝俞　【膀胱經】肝臟疾病的主治穴道。膽臟疾病、胃部疾病、眼部疾病、頭痛、失眠症、神經衰弱、腰痛、肋間神經痛。

腰部酸痛
腰部以下酸痛

壓按痞根穴

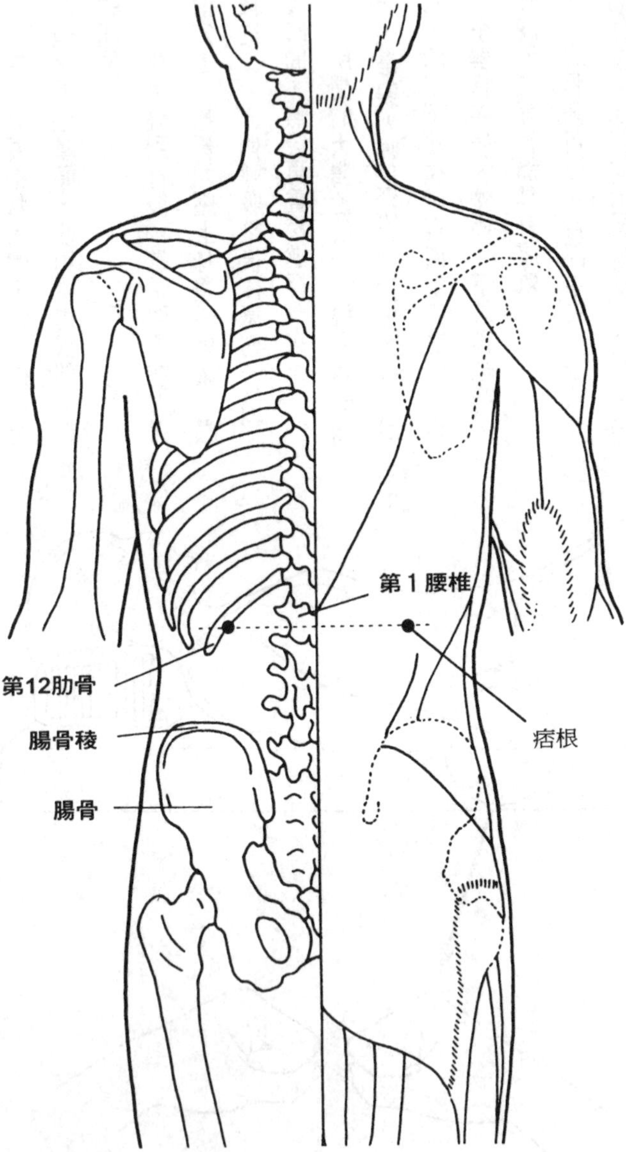

東洋醫學用語集 ⊙脾俞　【膀胱經】胰臟疾病的主治穴道。胃部疾病、腸部疾病、肌肉酸痛、四肢無力、腰痛、肋間神經痛、血液疾病。

接在大腸俞穴之後就要指壓痞根穴，這個時候也是握住拳頭，使用食指根部突起的部位。

雙手繞到背後，拳頭放置在痞根穴上，輕輕加壓上身體的重量，壓按約二～三個呼吸之後休息約一個呼吸時間，然後再重複進行一次。

痞根的「痞」是胸口憋悶，「根」是根本，也就是說，這是意謂治療胸口憋悶原因的穴道，對腸胃的疾病、內臟疾病所引起的腰痛，具有很不錯的效果。

連結左右第12肋骨頂端的連結線和背骨交會的地方有個窪凹，痞根可以以在這個凹窪之上的另一個凹窪作為目標往兩側伸展，可在觸碰得到第12肋骨的地方找到。

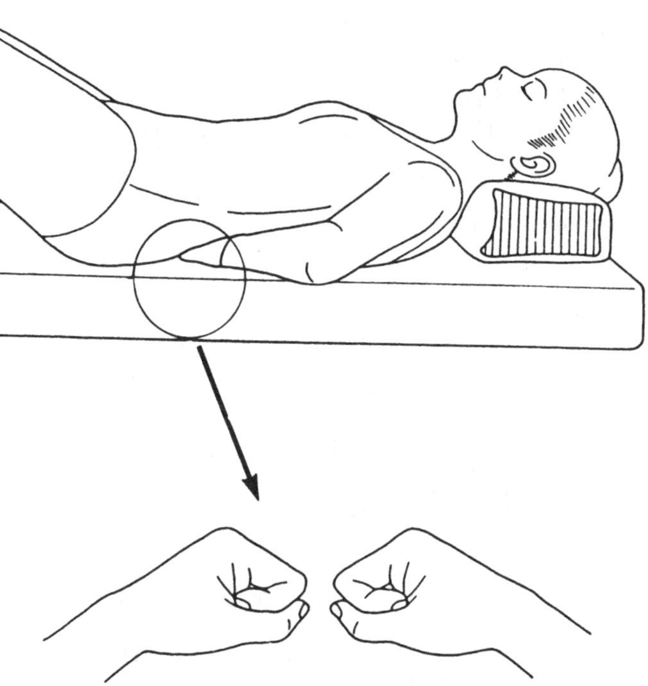

朝上仰躺著，握住拳頭，將食指根部的突起部位放在穴道上，加上身體的重量。

東洋醫學用語集 ⊙三焦俞　【膀胱經】各個臟腑器官的主治穴。自律神經失調症、心臟疾病、食慾不振、消化不良、腰痛、神經衰弱。

腰部酸痛
腰部以下酸痛

壓按志室穴

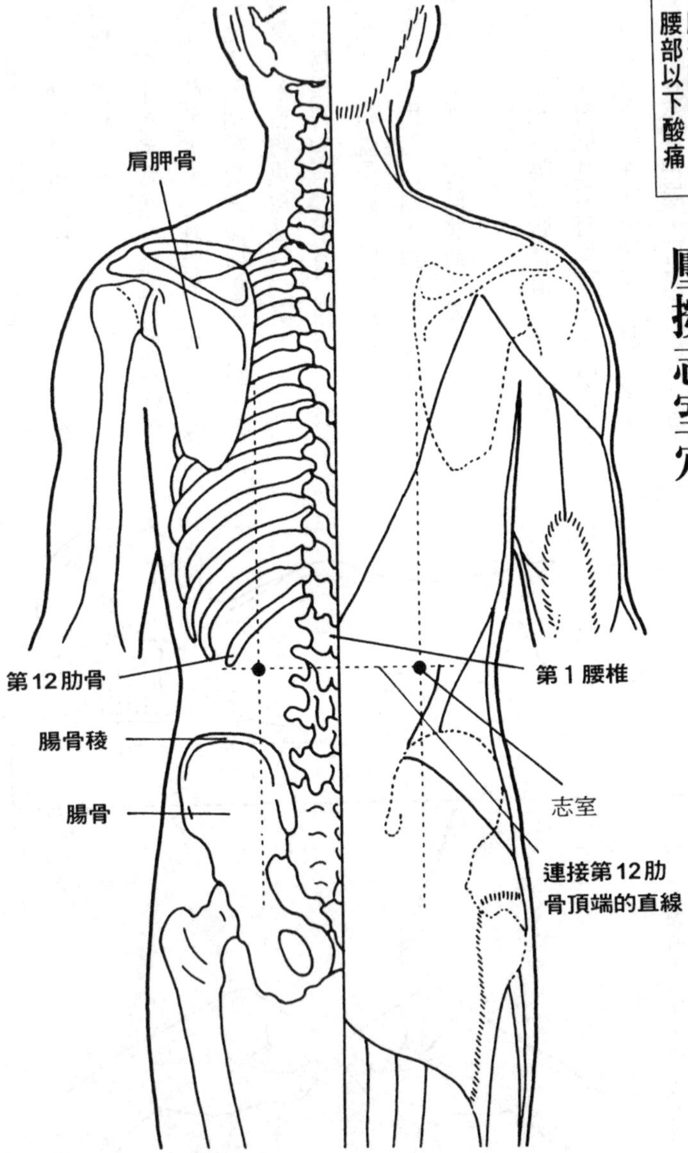

東洋醫學用語集 ⊙腎俞　【膀胱經】腎臟疾病的主治穴道。生殖器官疾病、膀胱疾病、腸胃疾病、腰痛、坐骨神經痛、糖尿病、下痢、便秘。

同樣進行指壓志室穴，這個時候也是握住拳頭，使用食指根部突起的部位。

雙手繞到背後，拳頭放置在志室穴上，輕輕加壓上身體的重量，壓按約二～三個呼吸之後休息約一個呼吸時間，然後再重複進行一次。

志室的「志」是志願、願望、心、意思、寄宿在腎臟的精力，「室」是表示房間、寄宿的地方，也就是說，這是意謂著凝聚人類生命力的腎臟的穴道，對腎臟疾病和增強體力具有不錯的效果。

志室可以在連結左右第12肋骨頂端的連結線，以及從肩胛骨內側端往下垂直拉出的線的交會之處找到。

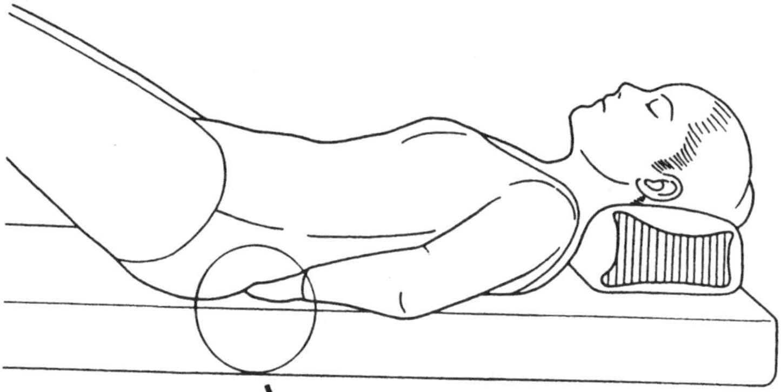

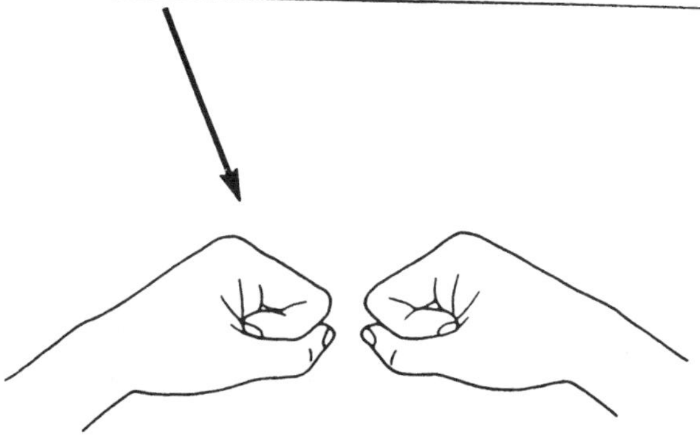

朝上仰躺著，握住拳頭，將食指根部的突起部位放在穴道上，加上身體的重量。

東洋醫學用語集 ⊙天宗 【小腸經】五十肩、頸腕症候群、上肢神經痛、頭痛。

腰部酸痛
腰部以下酸痛

壓按腰眼穴

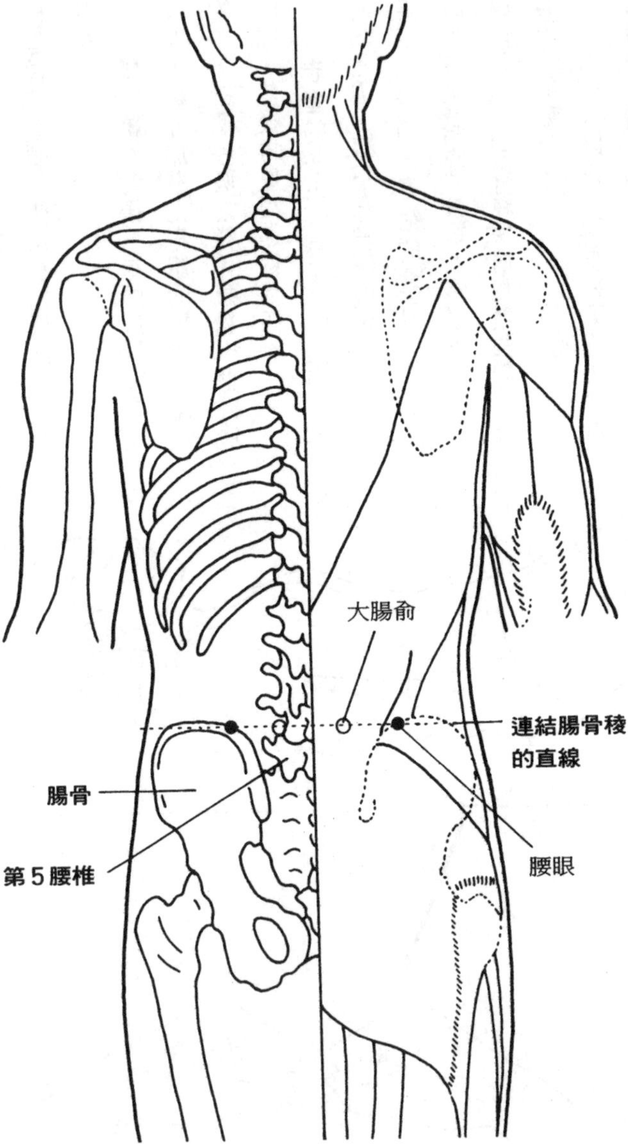

東洋醫學用語集 ⊙臑俞　【小腸經】五十肩、頸腕症候群、上臂部分的疼痛、下肢外側的疼痛、頭痛、坐骨神經痛。

同樣進行指壓腰眼穴，這個時候也是握住拳頭，使用食指根部突起的部位。

雙手繞到背後，拳頭放置在腰眼穴上，輕輕加壓上身體的重量，壓按約二～三個呼吸之後，休息約一個呼吸時間，然後再重複進行一次。

腰眼的「腰」是腰部，「眼」是像眼睛一樣的凹窪處、凹陷部位，也就是說，腰眼是意謂著腰部凹窪之處的穴道，是治療腰痛的重要主治穴。

腰眼可以在大腸俞（P159）外側、腰部肌肉和臀部肌肉高起部位之間的凹窪處找到，大腸俞和腰眼大致並列在連結左右腸骨稜的直線上。

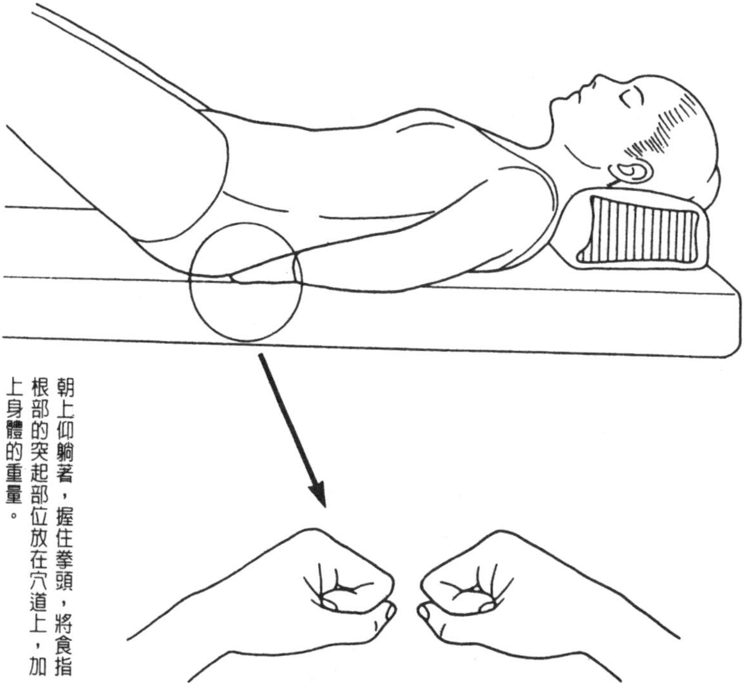

朝上仰躺著，握住拳頭，將食指根部的突起部位放在穴道上，加上身體的重量。

東洋醫學用語集 ⊙**膽俞**　【膀胱經】膽疾病的主治穴道。肝臟疾病、消化不良、胃痙攣、偏頭痛、肋間神經痛、腰痛、下肢神經痛。

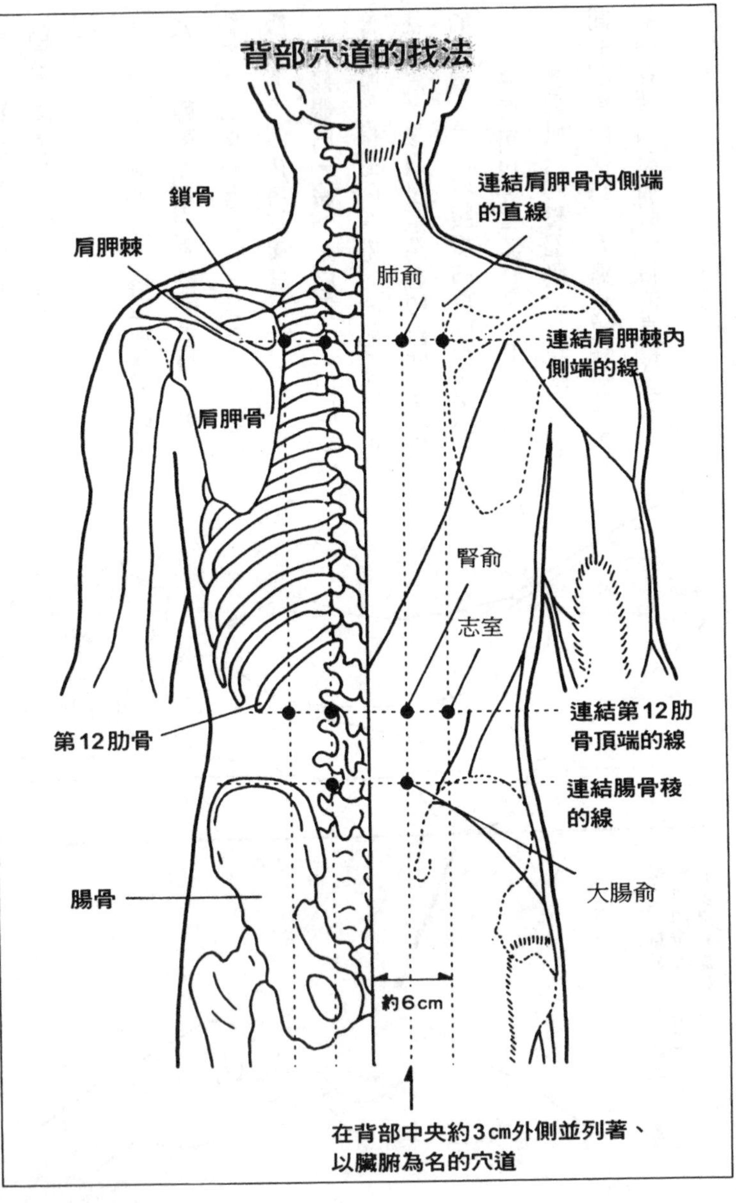

東洋醫學用語集 ⊙胃俞 【膀胱經】胃部疾病的主治穴。嘔吐、下痢、胃炎、腸部疾病、腰痛。

按摩腰部肌肉

腰部酸痛
腰部以下酸痛

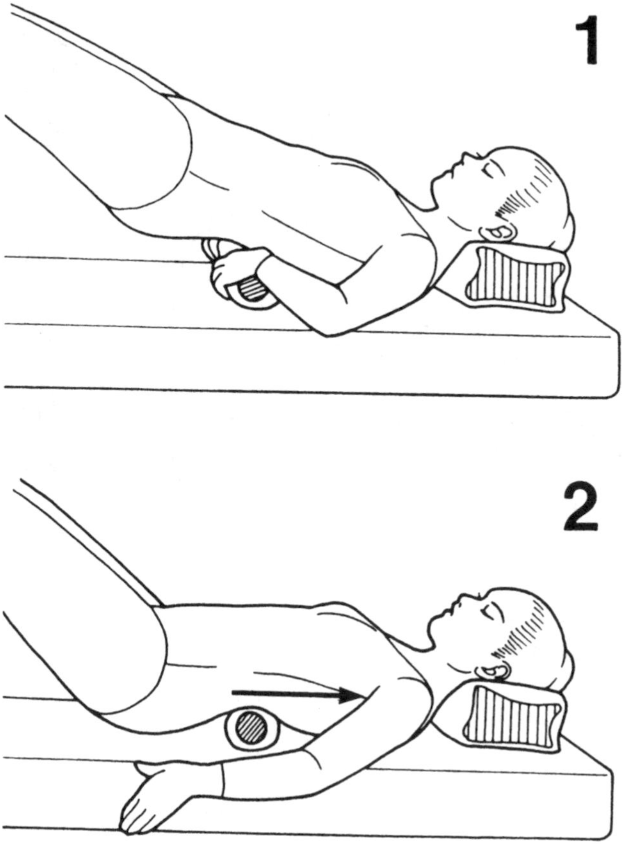

以啤酒瓶來按摩腰部肌肉，將包捲了毛巾的啤酒瓶放在腰的上面部位，一邊輕輕加上身體重量，一邊按摩肌肉，慢慢往腰的上面按摩移動，到達腰骨之後就返回起點，重複按摩一次。

東洋醫學用語集 ⊙**大腸俞**　【膀胱經】大腸疾病的主治穴。生殖器官疾病、腎臟疾病、糖尿病、腰痛、下肢神經痛。

腰部酸痛
腰部以下酸痛

壓按委中穴

1

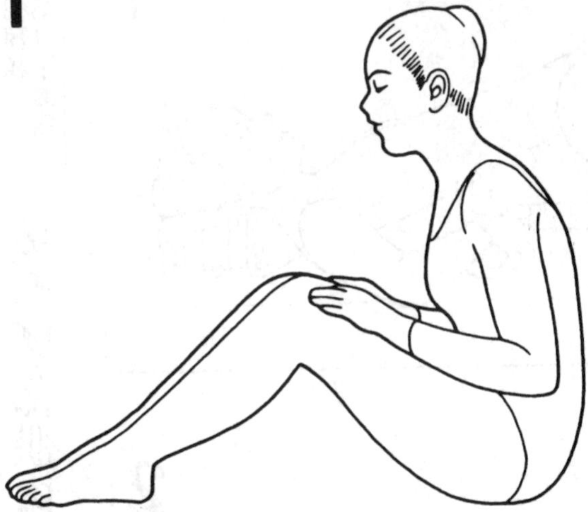

2

壓按委中穴的時候，左右各以食指插入膝蓋後方並施加力氣。

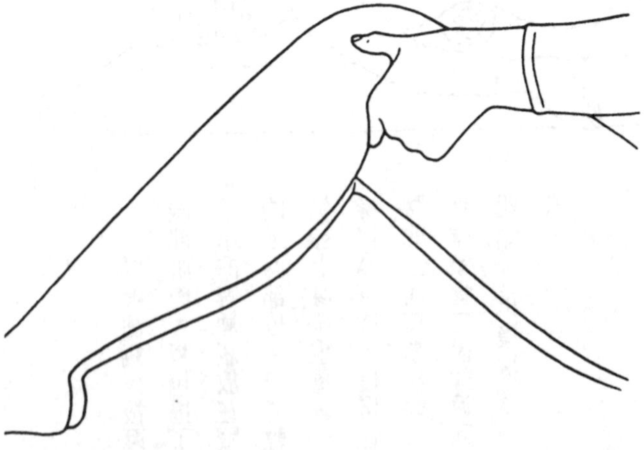

東洋醫學用語集 ⊙膈關 【膀胱經】貧血、血液疾病、心臟疾病、呼吸器官疾病、頭痛、熱病、肋間神經痛、腰痛、糖尿病。

將身體立起（圖1），左右各以食指或中指壓按位於膝蓋後方的委中穴數次，每次約兩個呼吸的時間。

委中的「委」是委託、委任、委靡、彎曲，「中」是中間、正中、中心。

也就是說，委中是位於膝蓋彎曲的正中央之處的穴道。

在膝蓋後側，當膝窩彎曲的時候會產生橫紋（橫皺紋），而委中就在這膝窩橫紋的正中央之處可以找到。

這是在背部或腰部有異常時一定可以運用得到的穴道，除了對坐骨神經痛和膝關節疼痛有效之外，對頭痛、頸部肌肉酸痛、下肢酸痛或發麻、感冒、肌肉酸痛等也都具有療效。

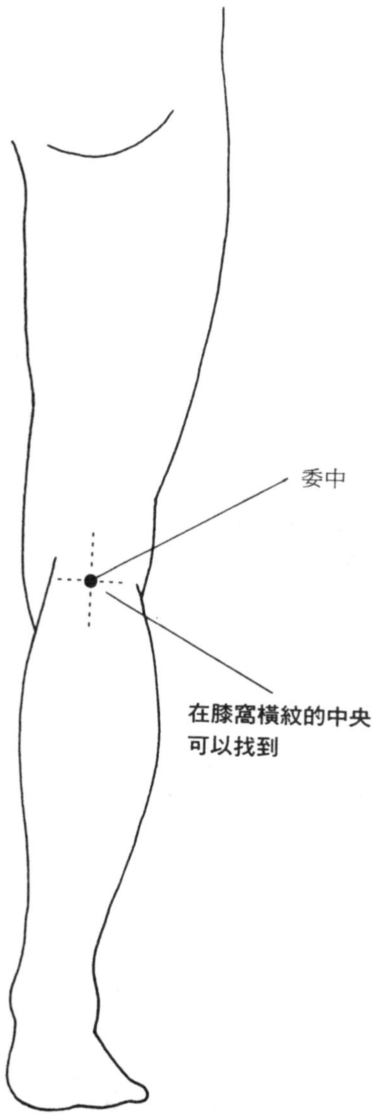

東洋醫學用語集 ⊙魂門　【膀胱經】肝臟疾病的主治穴。膽疾病、心臟疾病、腸胃疾病、頭痛、肋間神經痛、腰痛、坐骨神經痛。

腰部以下酸痛

壓按次髎穴

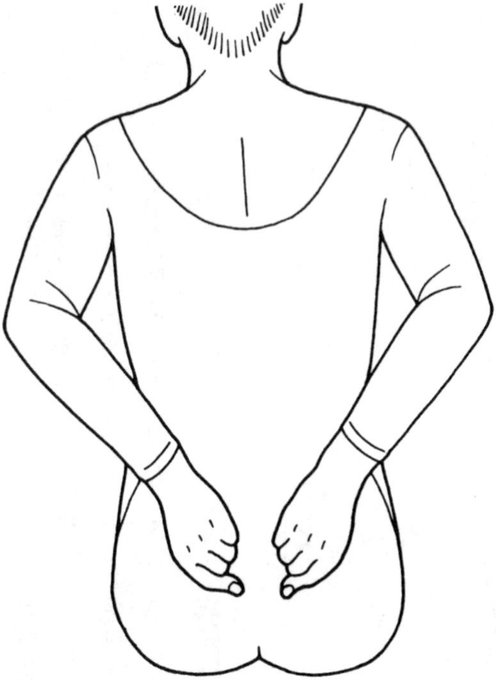

當腰部以下特別疼痛的時候，接在指壓委中之後，依序進行次髎、陽陵泉、崑崙的指壓按摩。

首先以食指或中指指壓次髎穴。

次髎的「次」是依次、第二個，「髎」是孔洞，而次髎也就是位於第二個仙骨孔的穴道的意思。以臀部上方、左右稍微突出的骨頭為目標，在那稍微內側的下方凹窪處可以找到穴道。

次髎掌管生殖器官的疾病，對膀胱疾病、痔瘡、便秘、腰痛、坐骨神經痛有著不錯的療效。

東洋醫學用語集 ⊙陽綱 【膀胱經】胰臟疾病的主治穴。肝臟疾病、腸胃疾病、頭痛、偏頭痛、肋間神經痛、腰痛、下肢神經痛。

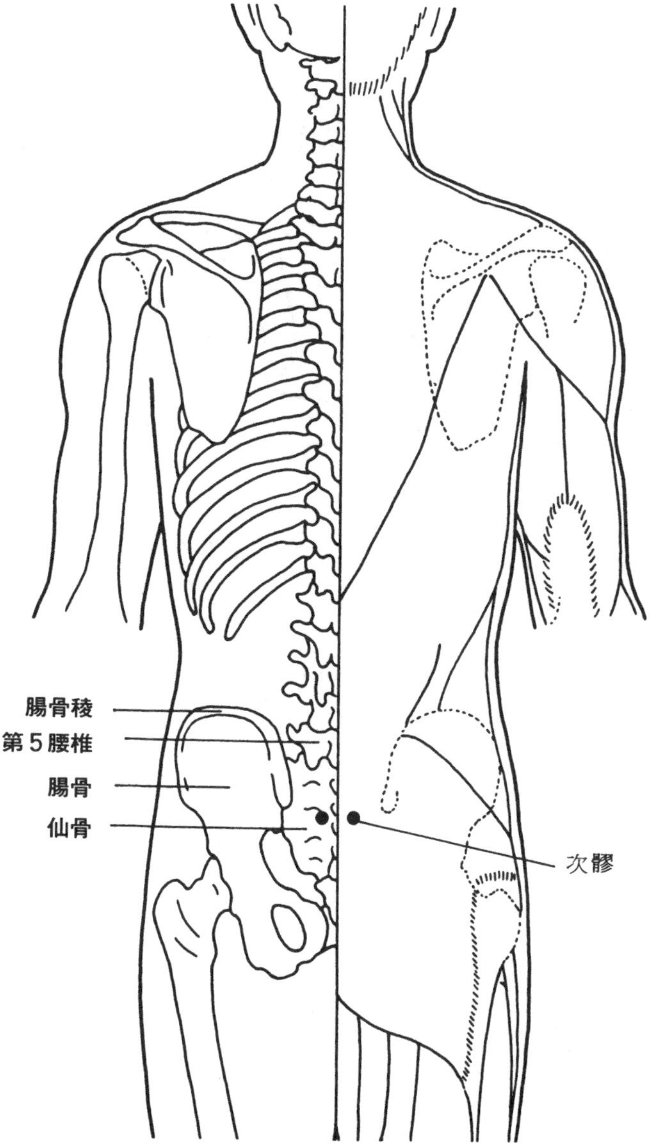

東洋醫學用語集 ⊙意舍　【膀胱經】胰臟疾病的主治穴。胃部疾病、肝臟疾病、膽疾病、腸部疾病、腰痛、肌肉酸痛、下肢神經痛、肋間神經痛。

腰部以下酸痛

壓按陽陵泉穴

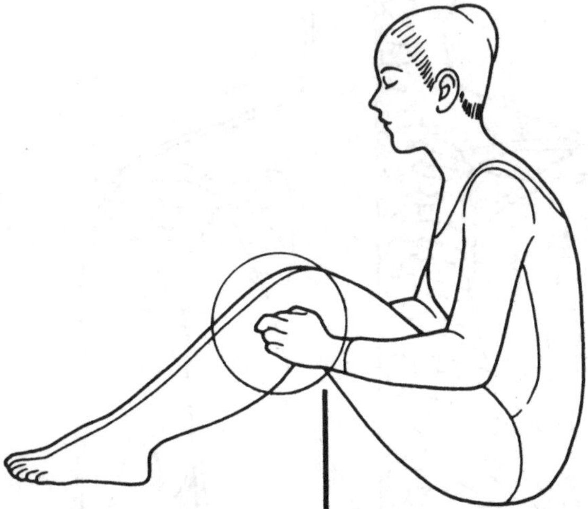

陽陵泉可以在膝關節外側突起的骨骼的前下部找到。

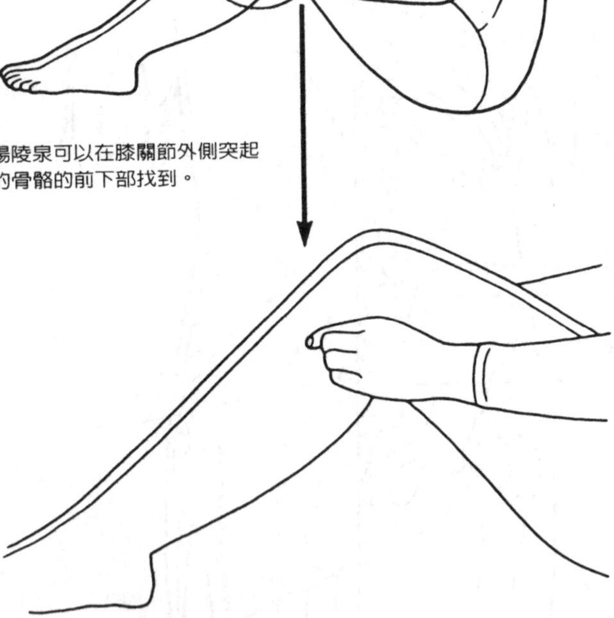

東洋醫學用語集 ⊙胃倉　【膀胱經】胃部疾病的主治穴道。脾臟疾病、腸部疾病、腎臟疾病、腹痛、下腹部疼痛、腰痛。

左右各以食指壓按位於膝關節外側的陽陵穴。

陽陵穴的「陽」是日照的地方、外側的意思；「陵」是山丘、膨脹隆起的部位；「泉」是水湧出的地方、凹陷的部位。因此，所謂的陽陵泉就是指位於膝蓋外側隆起處下方的凹陷部的穴道的意思。

取穴法是，向膝關節外側突出的骨骼稱之為腓骨頭，而穴道就就這骨骼的前下部凹窪之處。

除了腰痛和膝蓋疼痛肢外，陽陵泉對肌肉的疾病也有效果，對膝關節炎、腳氣病、中風、風濕症等也有療效。

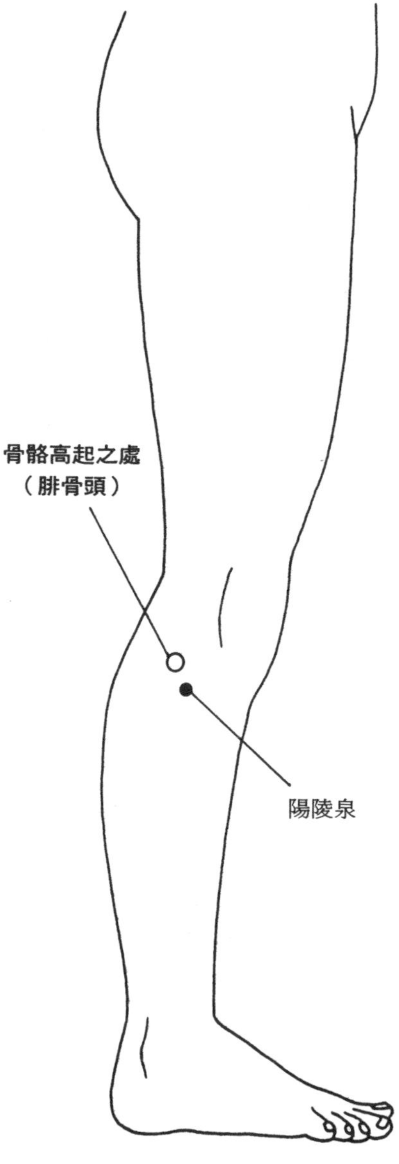

東洋醫學用語集 ⊙肓門　【膀胱經】慢性疾病的主治穴道。自律神經失調症、嘔吐、消化不良、食慾不振、腰痛、下肢神經痛。

腰部以下酸痛

壓按崑崙穴

左右各以拇指壓按位於腳踝的崑崙穴。

（關於崑崙穴的解說請參照P92）

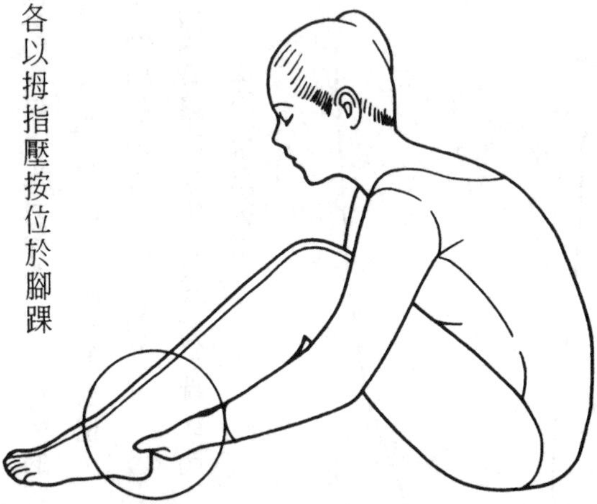

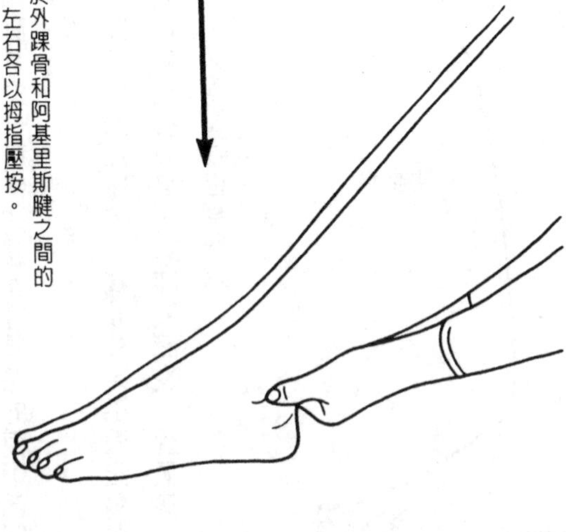

崑崙位於外踝骨和阿基里斯腱之間的凹陷部，左右各以拇指壓按。

東洋醫學用語集 ⊙志室　【膀胱經】腎臟疾病的主治穴。膀胱疾病、腸胃疾病、生殖器官疾病、腰痛、坐骨神經痛、下肢酸痛。

腰部以下酸痛

實行坐骨神經的伸展

1

①腳伸直坐下。

②腳尖立起，不要彎曲膝蓋，手一邊滑向趾尖，身體一邊慢慢向前彎，稍微休息一下再重複做幾次。

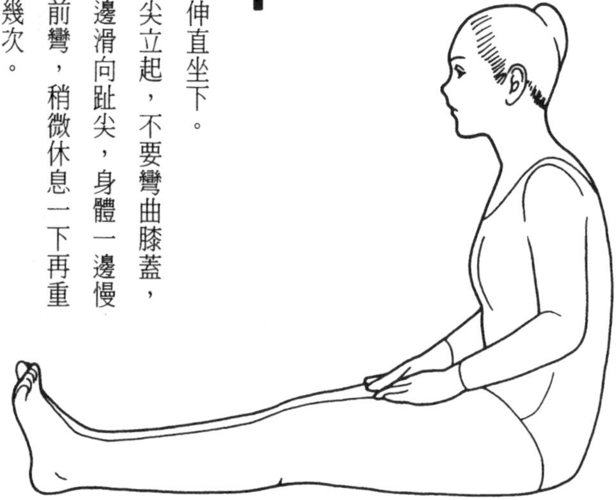

2

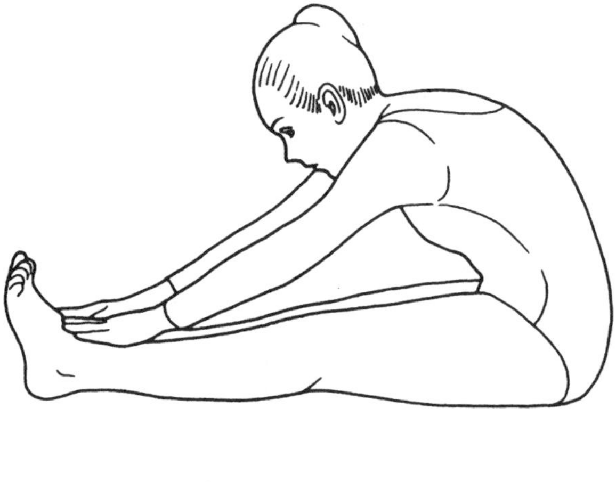

東洋醫學用語集 ⊙次髎　【膀胱經】生殖器官疾病、膀胱疾病、痔瘡、腸部疾病、便秘、腰痛、坐骨神經痛。

接受他人指壓的時候①

緩緩地施加力量，當到達覺得舒適的強度時就維持此力道壓按約兩個呼吸的時間，然後休息一個呼吸後，再移往下一個地方。

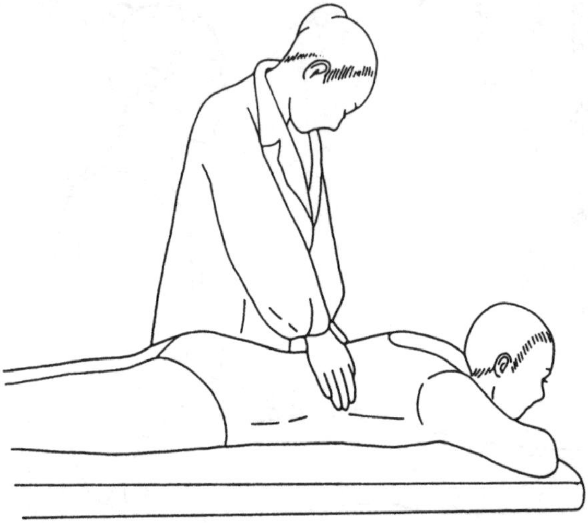

當接受他人的指壓時，就依照以下要領來指壓背部的穴道。

①從肩胛骨下方開始，指壓排列於背骨兩側肌肉中央部上的穴道（有膈俞．肝俞．膽俞．脾俞．胃俞．三焦俞．腎俞．大腸俞等並列著），一直到腰部為止，共指壓6～7個地方。

②接下來，同樣指壓沿著①外側邊緣排列的穴道（有膈關、魂門、陽綱、意舍、胃倉、肓門、志室等排列著）等6～7個地方。

左右各以拇指指壓這些穴道，將指尖柔軟的部分壓按在穴道上，緩緩地施加力量，當到達覺得舒適的強度時就維持此力道壓按二～三個呼吸時間，然後休息一個呼吸後再移往下一個穴道。

東洋醫學用語集 ⊙承扶　【膀胱經】坐骨神經痛的主治穴。腰痛、痔瘡、便秘、膀胱疾病、月經痛。

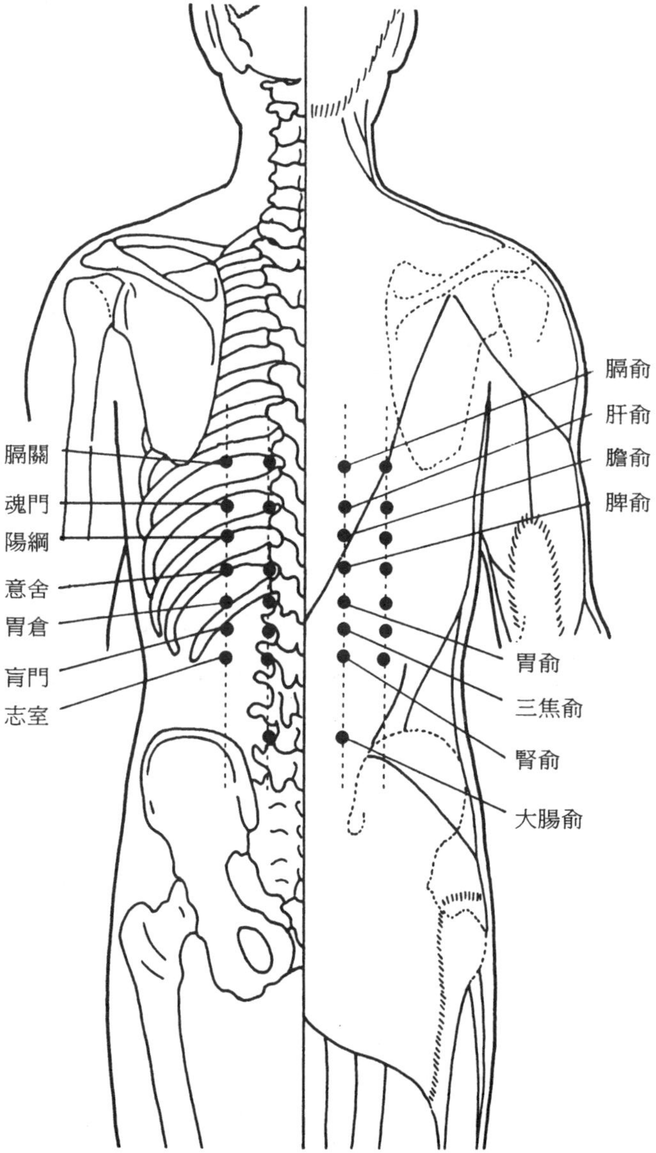

東洋醫學用語集 ⊙殷門 【膀胱經】坐骨神經痛的主治穴。腰痛、背部疼痛、下肢麻痺、腳氣病。

以下就關於背面的各個穴道做個簡短的說明吧。

◆**膈俞・肝俞・脾俞・三焦俞**（參照P140）

◆**膽俞**　「膽」是六腑之一，「俞」是治療，是膽疾病的主治穴道，對肝臟疾病和腰痛具有療效。

◆**胃俞**　「胃」是六腑之一，是胃部疾病的主治穴道，對腎炎和腸部疾病也有效果。

◆**腎俞**　腎臟疾病的主治穴道。（參照P157）

◆**大腸俞**　大腸疾病的主治穴道。（參照P159）

◆**膈關**　位於膈俞外側，是橫膈膜以及與之相接的臟器的主治穴道，對血液疾病、呼吸器官疾病、心臟疾病、腰痛等也有療效。

◆**魂門**　魂是寄宿在肝臟的精力，意謂著肝臟的穴道，是肝臟疾病的主治穴道，對腰痛、肋間神經痛、坐骨神經痛也有效果。

◆**陽綱**　位於膽俞外側，掌管肝臟疾病、膽臟疾病的穴道，對腸胃疾病、眼花、頭痛、腰痛也有效果。

◆**意舍**　意是寄宿在脾臟的精力，意謂著脾，位於脾俞外側，對脾臟疾病、胰臟疾病、胃部疾病、肝臟疾病、肌肉酸痛等也有效果。

◆**胃倉**　位於胃俞外側，對胃部疾病、腸部疾病、黃疸、消化不良等具有療效。

◆**肓門**　「肓」是藥效無法到達的地方，掌管慢性疾病，對自律神經失調症、嘔吐、下痢、腎臟疾病、腰痛具有療效。

◆**志室**　腎臟疾病的主治穴道。（參照P163）

東洋醫學用語集 ⊙委中　【膀胱經】坐骨神經痛、下肢酸痛、腰痛、腳氣病、膝關節炎、下肢麻痺、腎臟疾病、膀胱疾病。

接受他人指壓的時候②

接下來從內側到外側，壓按腸骨稜上緣的3~5個地方

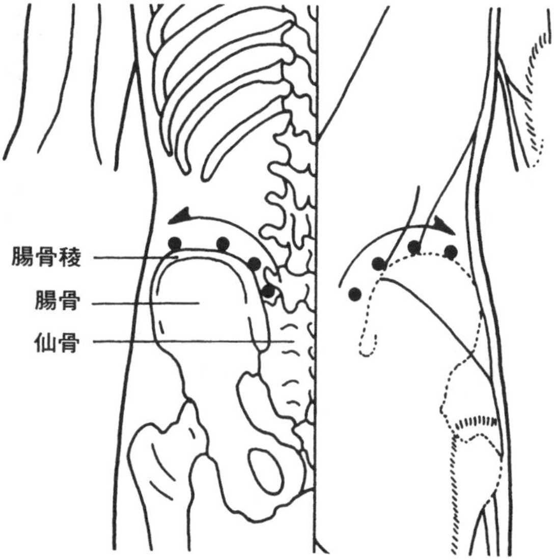

緩緩地施加力量，當到達覺得舒適的強度時，就維持此力道壓按二~三個呼吸時間，然後休息一個呼吸後再移往下一個地方。

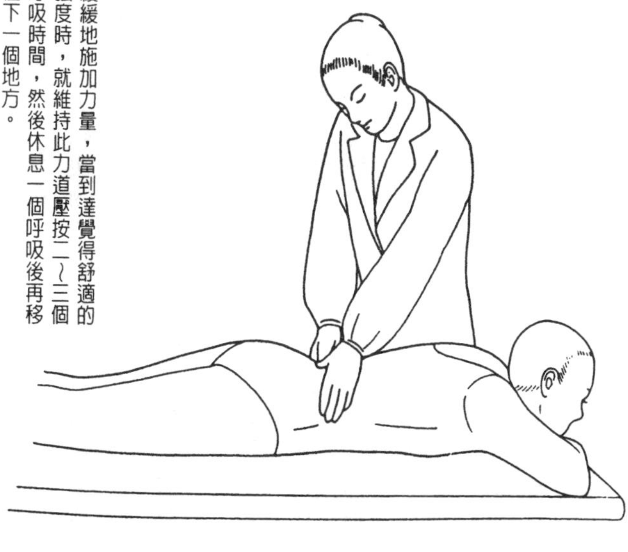

東洋醫學用語集 ⊙陽陵泉　【膽經】掌管肌肉疾病，膝關節炎、腳氣病、腰痛、下肢外側疼痛、風濕症。

接受他人指壓的時候③

緩緩地施加力量，當到達覺得舒適的強度時就維持此力道壓按二～三個呼吸時間，然後休息一個呼吸後再移往下一個地方。

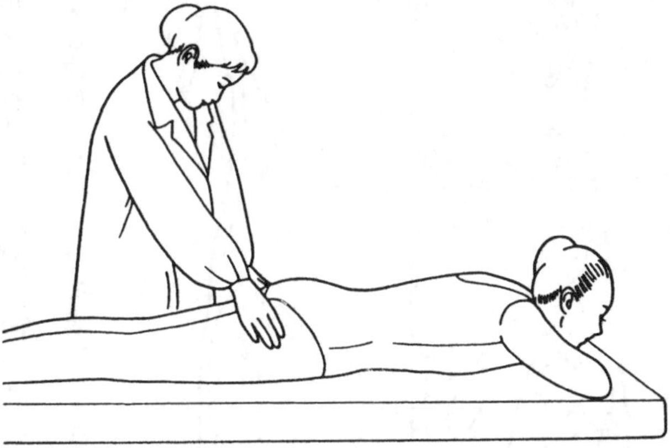

最後從大腿後側的根部開始，一直到膝蓋裏側為止，指壓3～5個地方。

在這裡有承扶、殷門、委中等重要穴道並列著。

壓按的方法是左右各以拇指進行指壓，將指尖柔軟的部分壓按在穴道上，緩緩地施加力量，當到達覺得舒適的強度時，就維持此力道壓按二～三個呼吸時間，然後休息一個呼吸後再移往下一個穴道。

◆**承扶**　「承」是承受，「扶」是支撐，因此承扶就是承受支撐身體的地方，也就是意謂著位於大腿上端的穴道，在大腿後側、臀部肌肉下方所產生的橫紋中央處附近可以找到。

承扶掌管坐骨神經痛，對腰痛、痔瘡、便

東洋醫學用語集 ⊙崑崙　【膀胱經】腦充血、高血壓、頭痛、腎臟疾病、膀胱疾病、腰痛、下肢神經痛、腳關節炎。

秘、膀胱疾病、月經痛等具有療效。

◆**殷門**　「殷」是疼痛，「門」是表現出來的地方，因此這是意謂著疼痛出現的穴道，和承扶一樣運用在坐骨神經痛上，穴道的位置可在承扶和委中的中間處找到。

除了腰痛和坐骨神經痛之外，殷門對背部疼痛、腳氣病等也有所療效。

◆**委中**　（參照P169）

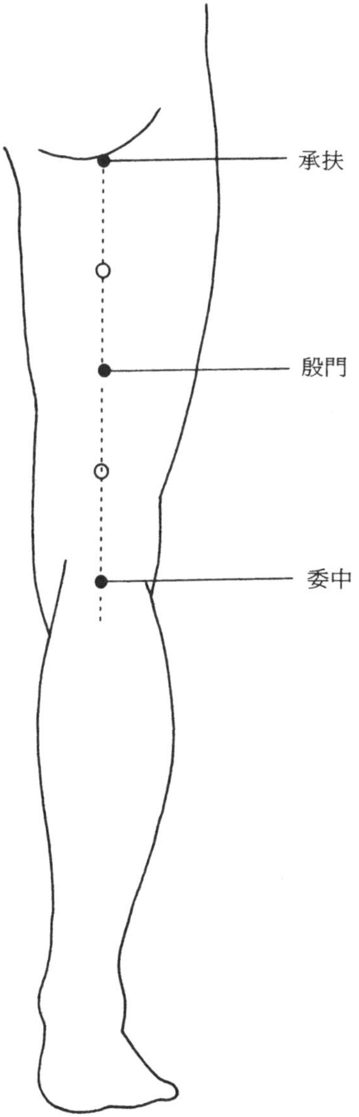

東洋醫學用語集 ⊙**湧泉**　【腎經】腎臟疾病的主治穴道。熱病、腦充血、高血壓、眼花、心臟疾病、腰痛、坐骨神經痛。

做做對腰痛有所助益的體操吧

1 這是治療和預防腰痛的體操，首先朝上仰躺著，大大地慢慢地以腹部做呼吸。

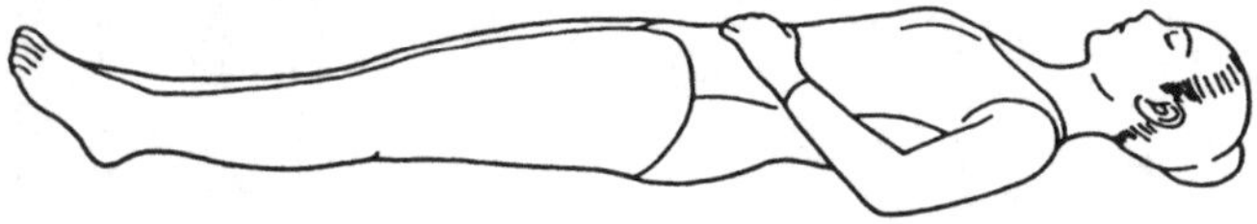

2 伸直膝蓋，交互往上抬起。

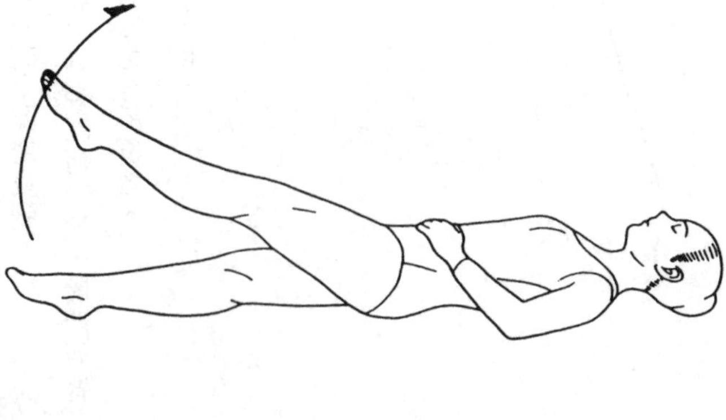

3

和2一樣，一次抬起一隻腳，放在另一隻腳上扭搓，這個時候身體上半身要轉向和腳的相反方向才會比較有效果。

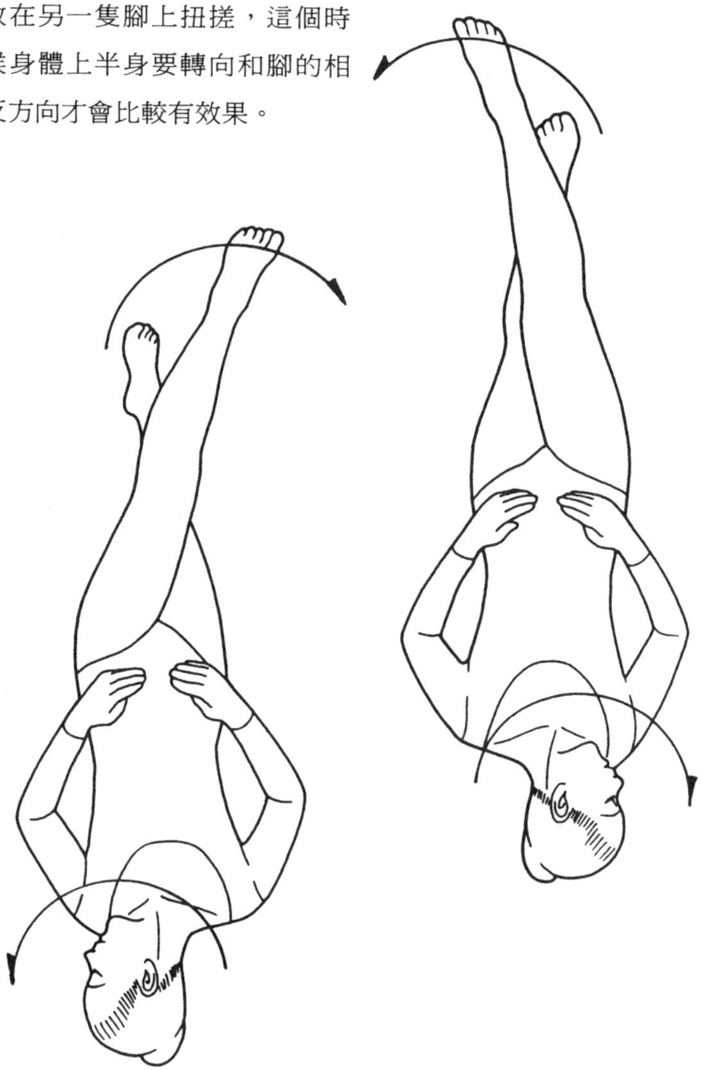

4 併攏雙腳並伸直膝蓋抬起，然後再慢慢放下來。

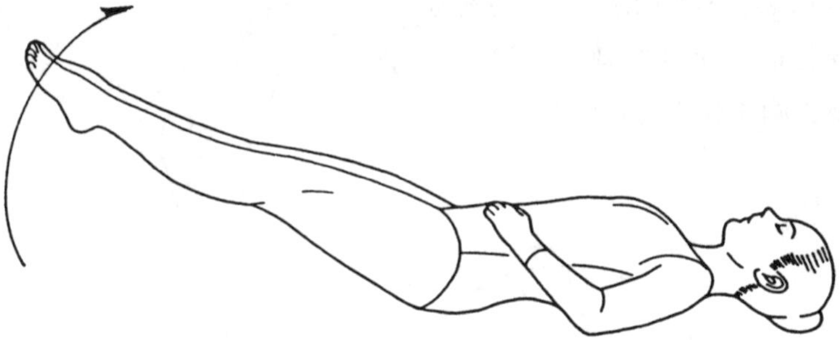

5 雙膝立起，臀部稍微抬起來，腰部以揉搓的方式向地面壓按下降。

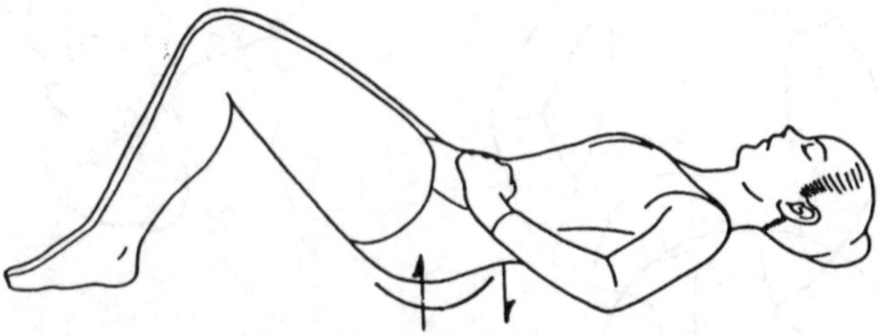

6 雙膝立起朝上，慢慢抬起上半身，雙手抱住雙膝。

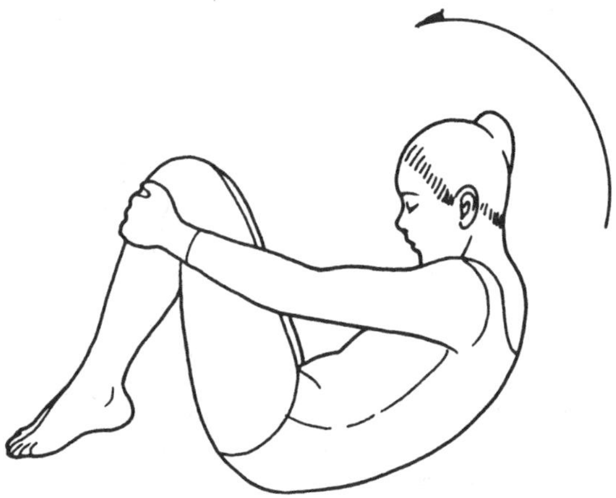

7 朝下俯躺著，雙手放在腰上，從上半身到雙腳處彎曲成弓狀。

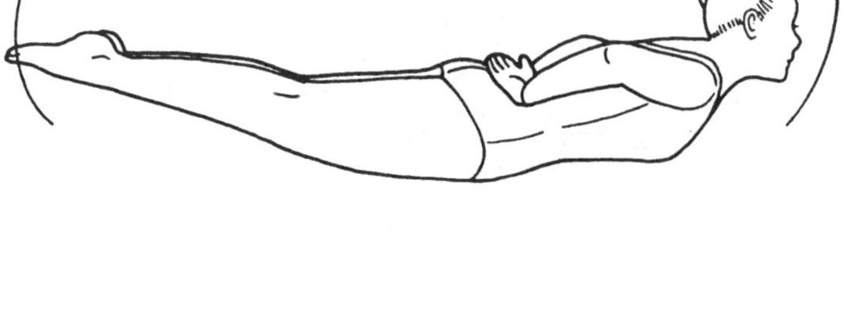

8

雙腳伸直平放坐著，雙手滑向腳尖處，身體往前彎。

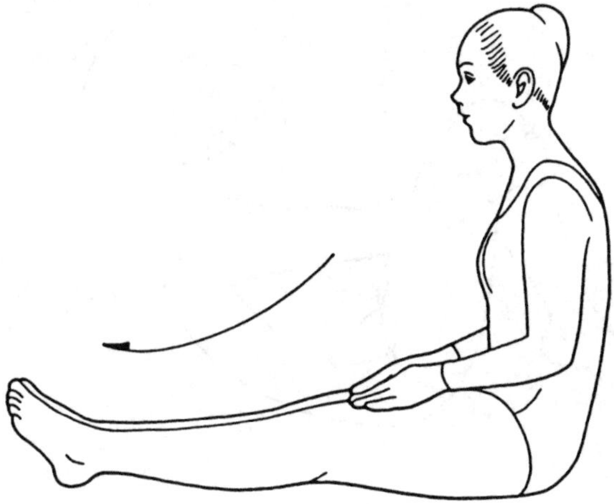

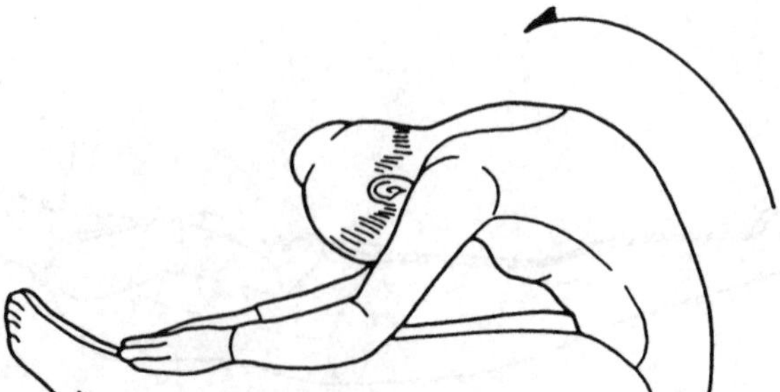

9

和8一樣的坐姿，上半身慢慢地左右轉動。

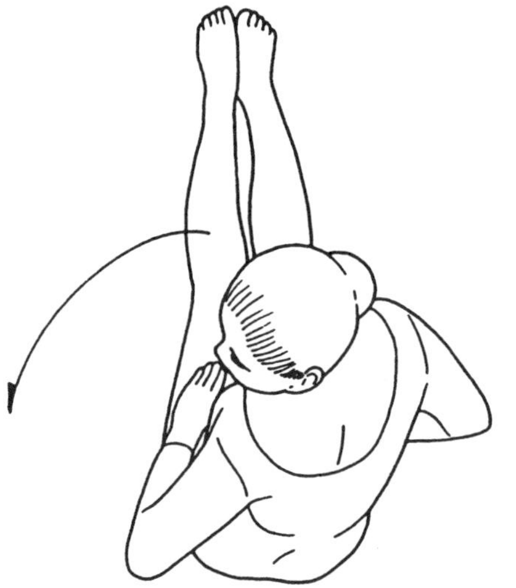

10

最後做個深呼吸。

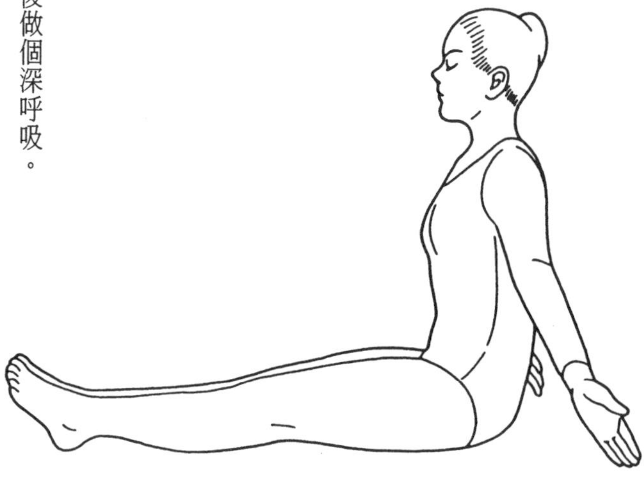

國家圖書館出版品預行編目資料

馬上見效穴道圖解療法，張明玉　主編，初版，
新北市，新視野 New Vision，2023.03
面；　公分 --
ISBN 978-626-96569-5-0（平裝）
1.CST：穴位療法

413.915　　111021583

馬上見效穴道圖解療法

張明玉　主編

策　　劃　林郁
出　　版　新視野 New Vision
製　　作　新潮社文化事業有限公司
電話 02-8666-5711
傳真 02-8666-5833
E-mail：service@xcsbook.com.tw

印前作業　東豪印刷事業有限公司
印刷作業　福霖印刷有限公司

總 經 銷　聯合發行股份有限公司
新北市新店區寶橋路 235 巷 6 弄 6 號 2F
電話 02-2917-8022
傳真 02-2915-6275

初版一刷　2023 年 4 月